天命

불치병과 치료법

天命-불치병과 치료법

초판 1쇄 인쇄   2010년 10월 20일
초판 1쇄 발행   2010년 10월 30일

지은이 | 이승제
펴낸이 | 손형국
펴낸곳 | (주)에세이퍼블리싱
출판등록 | 2004.12.1(제315-2008-022호)
주소 | 서울특별시 강서구 방화3동 316-3 한국계량계측회관 102호
홈페이지 | www.book.co.kr
전화번호 | (02)3159-9638~40
팩스 | (02)3159-9637

ISBN 978-89-6023-459-8 13510

이 책의 판권은 지은이와 (주)에세이퍼블리싱에 있습니다.
내용의 일부와 전부를 무단 전재하거나 복제를 금합니다.

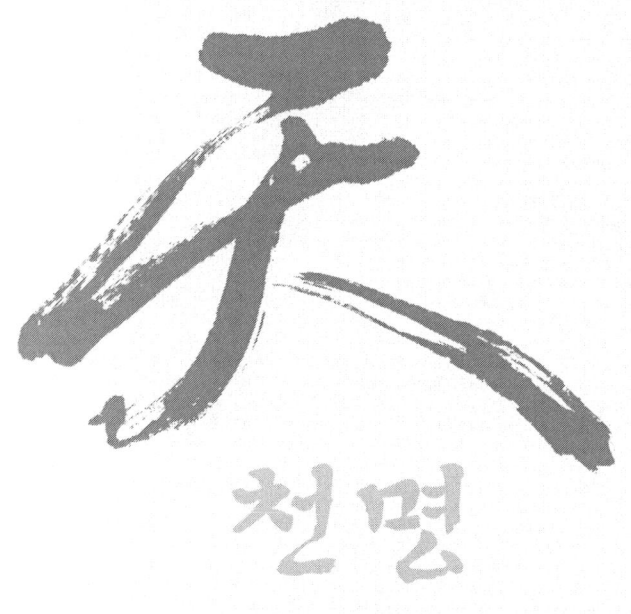

천명

불치병과 치료법

이승제 지음

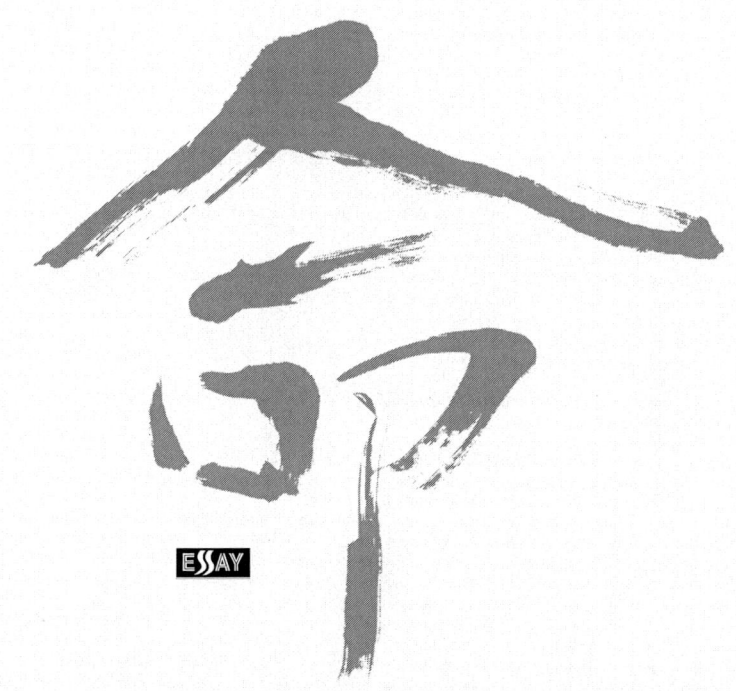

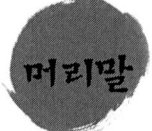

머리말

　세상에는 원인 모를 병으로 고생하는 사람들이 너무 많다. 그래서 그것을 불치병이라고 한다. 어떤 종류의 증세는 병명까지 있긴 하지만, 치료해도 차도가 없이 오랜 시간 힘들게 한다. 그러나 다시 눈을 뜨고 자연을 보자. 우리가 자연을 제대로 관찰하지 못해 병에 걸리는 것이다. 대자연의 이치를 잘 관찰하고 이해하면 병에 걸리지 않고 생활할 수도 있고, 병이 생겼어도 이길 수 있는 방법이 있다. 그런데도 우리는 그것들을 등한시했던 것이다.

　본인은 수십 년간 난치병에 대해 연구하는 동안, 어떻게 하면 병을 이길 수 있는가 하는 것을 알게 되었다. 나타나는 증세가 병원인(病原因)이 아닌 것을 알게 되었으며, 그것을 알려주면 조금이나마 살아가는 데 도움이 된다는 것도 알게 되었다. 그래서 이러한 믿음으로 감히 이 글을 쓰게 되었다. 인간의 생성 과정에서부터 병이 생기게 되는 원인, 병이 생기지 않도록 하기 위해 어떻게 하면 되는지, 일단 병이 생기면 어떤 증세가 있으며 그 원인은 무엇인지를 부족하나마 나름대로 기술했다. 수십 년 동안 본인을 거쳐 간 많은 사람들이 원했으나 지금에서야 몇 자 적는다. 그들이 생활하는 데 조금이나마 도움이 되었으면 한다.

2010년 10월

성암(省岩) 인제(仁齋) 이승제(李昇帝)

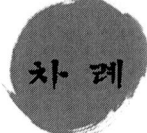

머리말 _ 4

불치병과 그 치료법 _ 9

육체의 생성과 탄생 _ 12

탄생 _ 17

질병이란 무엇인가? _ 21

병의 원인이 치료에 있어 중요한 이유 _ 25

각 장기의 움직임 _ 29

섭생(攝生) _ 32

진액(津液)의 관리 _ 35

위장(胃腸) _ 41

췌장(膵臟) _ 51

심장(心臟) _ 55

간(肝) _ 61

신장(腎臟) _ 66

폐(肺) _ 69

대장(大腸) _ 73

소장(小腸) _ 76

방광(膀胱) _ 78

병의 원인과 증세 _ 98

종합 편 _ 131

음양오행(陰陽五行) _ 141

사상체질(四象體質) _ 167

불치병의 치료의 예 _ 173

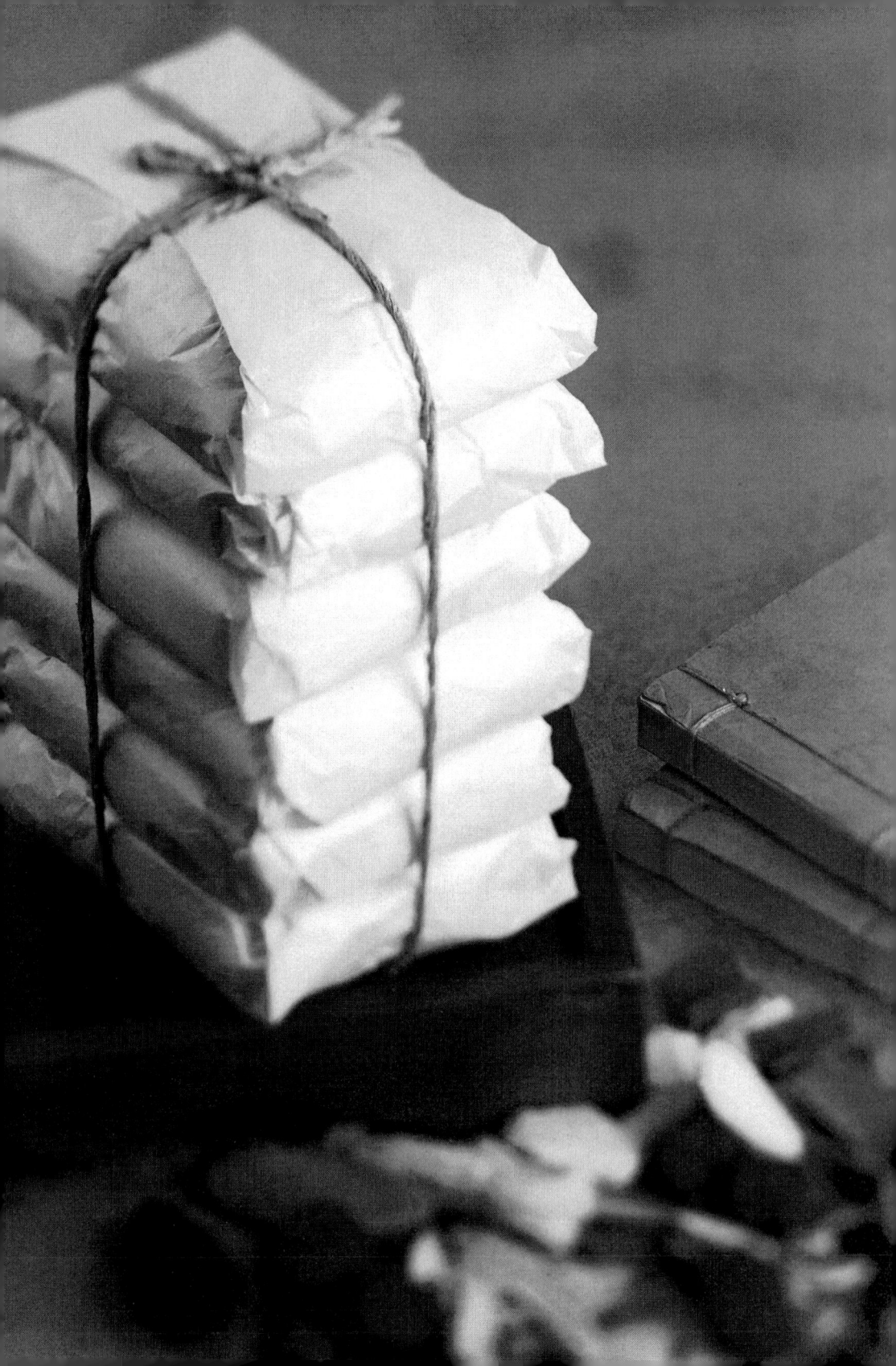

불치병과 그 치료법

　누구나 병 없이 건강하게 오래 살고 싶을 것이다. 그러나 원인 모를 불치병에 걸리면 오랜 시간, 경우에 따라서는 짧은 시간에 손도 못 댄 채 고생만 하다가 죽음에까지 도달하고 만다. 그로 인한 경제적·정신적·육체적 고통은 이루 말할 수 없다. 불치병은 병명을 알고도 치료할 수 없는 경우를 말하고, 난치병은 치료가 매우 힘든 병을 말한다.
　불치병 또는 난치병은 외형에 이상이 있는 경우에도 발병하지만, 대부분 원인 장기의 외형에 이상이 없는데 기능을 못 하는 것이다. 죽음 역시 장기(臟器)가 기능을 못 해 죽게 되는 것임을 먼저 알아야 하겠다. 장기가 상했거나 상처가 있거나, 또는 염(炎)이 있거나 돌연변이, 즉 암이 있을 때, 그리고 몸속의 어떤 성분이나 혈압이 정상치와 차이가 있거나 환자가 고통을 호소할 경우 우리는 그것을 통상 병이라고 일컫는다. 하지만 환자가 힘들어하고 아파서 고통을 호소하고 행동조차 하기 어려운데 그 원인을 못 찾아 치료가 안 되는 증세가 바로 불치병, 난치병이다. 이는 전체 병 가운데 약 70%를 차지하는 것으로 알려져 있다.

병명을 알고도 치료방법이 없어 고생하는 경우도 허다하다. 또한 원인도 모른 채 고생만 하다가 생을 마치는 경우 또한 허다하다. 그러나 원인이 없는 증세는 없다. 수많은 병명이 중요한 것이 아니라 그 증세를 발생시킨 원인인 장기의 이상을 찾아야 한다. 정확한 원인을 찾아 그 병인을 퇴치하는 것이 치료이다. 본인이 잘못된 방법으로 생활하고 행동할 경우, 뇌는 그것이 정상인 것으로 인식하고 잘못된 대로 움직이게 되는데, 이것을 바로잡아 주는 것이 치료이다.

어떤 음식을 싫어해 먹지 않으면 뇌도 그렇게 인식하고 계속 거부반응을 보인다. 어떤 음식이 맛이 좋다고 많이 먹기 시작하면 뇌 역시 그 맛이 좋은 것으로 인식해 계속 찾게 한다. 그 결과 싫어해서 멀리하는 식품이 지닌 영양을 필요로 하는 장기는 점점 약해진다. 반면 좋다고 많이 섭취하는 식품의 영양을 필요로 하는 장기는 영양이 넘치기 때문에 뭉치고 충혈 되어 상하게 된다.

이렇게 장기가 본래의 기능을 잃으면서부터 바로 병이 시작된다. 장기끼리 서로 견제하고 끌어주며 밀어주는 연결고리가 끊어지면서 몸에 이상이 생긴다. 어떤 장기가 본래의 기능을 못 하고 있어도, 외부적으로나 내부적으로 장기가 변형되는 이상이 안 보이기 때문에 병의 원인으로 보지 못해 찾기가 어려운 것이다. 그러나 자세히 관찰해 원인을 찾고 그 장기의 정상적인 모습의 신호를 찾아, 그 장기와 뇌에 신호를 보내 뇌 스스로가 정상적인 신호를 감지하게 하고, 정상적으로 움직이도록 명령을 내리기 위해 변화될 때까지를 치료의 시작점이라고 말할 수 있다.

저자는 불치병 또는 난치병을 연구하기 위해 오랜 기간 동안 성암 난치병 연구소를 운용하면서 수많은 난치병 환자를 도운 경험이 있다. 그러면서 난치병 및 불치병 환자가 너무 많은 것을 보고, 병은 왜 오는지, 어떻게 하면 병에 안 걸리는지, 어떻게 해야 병을 퇴치할 수 있는지에 대해 곰곰이 생각하게 되었다. 그러다가 부족하지만 조금이라도 많은 사람들에게 도움이 되었으면 하는 마음에서 이 글을 쓰게 되었다.

육체의 생성과 탄생

　　인간은 남자의 씨앗인 정액이 여자의 자궁 속에서 인간으로 자라 자궁 밖 세상으로 나옴으로써 탄생한다. 그런데 여자의 몸속에서 자랄 수 있으려면, 여자의 몸속에서 영양을 받기 위한 상태로 변화해야 한다. 그러기 위해 여자의 몸에서 마중 나온 우주선인 난자에 들어가서 옷을 갈아입고, 자궁 안에서 마음에 드는 장소에 정착하여 그곳에 뿌리를 내리고 생활하기 시작한다. 일주일쯤 지나면 여자의 뇌에서는 새 생명의 씨앗의 정착을 보고받고 받아들일 것을 결심하고, 한 생명의 잉태를 위한 영양분 공급을 위해 각 장기에 지시를 내림으로써 준비한다.
　　그때부터 정착한 씨앗은 인간의 육체적인 요건을 갖추기 위해 이 성분을 달라, 저 성분을 달라고 요구하게 된다.

인간의 형태를 갖추기 시작하면서 간의 성분을 달라, 심장의 성분을 달라고 하며, 인간으로 변신하기 위해 각 장기의 영양을 골고루 달라고 요구하기 시작한다.

만약 이때 임신모(姙娠母)의 간이 약할 경우 연락병인 임파(淋巴)를 통해 영양을 달라고 간의 문을 두드리는데, 아무런 대답이 없으면 또 달라고 두드리며, 그래도 대답이 없으면 계속 달라고 요구한다. 그러나 영양을 줄 것이 없는데 계속 달라고 보채면 모든 장기에 연결된 전파망인 임파를 통해 비장에 보고되어 비상이 걸리게 된다. 비장은 우리 몸속의 전파 망인 임파선을 관리한다. 이때 비장이 거부하는 신호를 보내면, 속이 울렁거리고 구역질이 나려고 미식거리는 증세가 나타난다. 이러한 때를 흔히 입덧을 한다고 말한다. 하지만 다행히 건강한 사람은 입덧을 하지 않는다.

이렇게 자리 잡은 후 10개월 동안 임신모의 몸속 자궁 안에서 인간의 모습을 갖추어 간다. 그런데 만일 임신모가 심장이 매우 약하면, 태아도 임신모의 영향을 받아 심장의 영양성분이 부족해지고, 그로 인해 심장이 정상으로 자라지 못해 심한 경우 심천공(心穿孔), 즉 미성숙 심장으로 태어나거나 그 외 여러 가지 심장 장애를 갖고 태어나게 된다. 만약 임신모의 위장 기능이 매우 약하면, 태아도 임신모의 영향을 받아 위장의 영양성분을 충분히 받지 못해 약해진다. 위장이 뭉치거나 충혈되면 태아에게 영향을 주어 같은 상태로 변한다. 또한 그로 인해 눈에도 부담을 주기 때문에 시력에 문제가 생기기도 한다.

평상시에는 몸이 정상이 아닌데도 그 증세를 모르고 지내다가, 일단 임신하고 나면 입덧 증세가 나타나면서, 어떤 장기가 약하고 어떤 장기가 뭉치고 충혈 되어 병이 생겼는지 알게 된다. 그러니까 창조주께서 임신모의 약점을 알려주는 신호가 바로 입덧인 것이다.

음식이 부담되고 거부 증세 탓에 구역질이 나면서 그 음식물을 멀리하거나, 반대로 먹고 싶고 생각나서 찾게 된다. 그런데 사실 어떤 음식이 먹기 싫고 구역질나는 것은 그 성분의 맛이 부족한 상태이기 때문이다. 그럴 경우 억지로라도 먹어서 필요한 영양성분을 섭취해 임신모나 태아에게 도움이 되게끔 필요한 성분을 공급해야 한다. 반면에 먹고 싶고, 먹고 나면 또 당기고 입에 맞는 음식들은 그 성분이 넘치기 때문에 줄여 주어야 한다. 충혈 되고 뭉친 장기의 영양이 넘치는 것을 막아 임신모 및 태아에게 무리가 가지 않도록 조치해야 한다. 모기가 물면 그 자리가 빨갛게 부어오르고 간지러워지는데, 이때 긁으면 시원하긴 하지만 나은 것은 아니다. 오히려 더 부어올라 더 세게 긁게 되고, 그 결과 진물이 나고 더 나빠지고 만다. 바로 이런 이치와 같다.

　출산 후의 조리가 중요하다고 다들 말한다. 물론 골반 수축을 위해 출산 후의 조리가 꼭 필요하다. 하지만 그렇다고 있던 병이 낫는 것은 아니다. 그보다 임신 중에 싫은 맛의 음식은 억지로 먹게 하고, 입에 맞고 당기는 맛의 음식을 줄여 주는, 임신 중 음식조절이 매우 중요하다는 말이며, 그로 해서 병마저도 없어지는 것이다.

　출산 후 열려 있던 골반이 수축될 때까지 무리하면 안 된다. 그렇지 않으면 수축에 문제가 생겨 산모에게 무리가 가고 나중에 그로 인해 산후통이 나타난다. 반면, 건강한 산모는 아기에게 젖을 물리면 그 감각에 의해 골반이 빨리 수축된다.

　한 생명이 태어나기 위해서 남자의 씨앗인 정자가 여자의 몸속에서 인간의 모습을 갖추기 위해 여자의 몸속에 있는 영양분을 10개월간 쪽 빼먹고 이 세상에 태어나는 셈이다. 그러나 창조주께서는 불공평하지 않으시다. 그렇기 때문에 한 인간을 완성하기 위해 10개월간 한 여인으로부터 영양분을 빼앗기게 해 임신모에게 무리를 주는 반면, 임신 동안 몸에 나타난 신호를 잘 받아 관리하면, 임신 전 오랜 세월 동안 몸을 관리하지 못해 병이 된 부분도 정상으로 되돌려 줄 수 있는 아주 특별한 기능을 여인들에게 주셨다.

바로 그 기능이 몸의 이상을 알려 주는 신호인 입덧이다. 즉 입덧은 몸에 이상이 있다고 알려 주는 것이다. 그 신호를 잘 듣고 생활함으로써 부족한 것은 채워 주고 넘치는 것은 줄여 주게 하여, 몸이 정상으로 돌아올 수 있는 조건을 마련해 주게 한다. 그런데 인간이 그것을 모른 채 반대로 관리함으로써 태아에게까지 영향을 미치게 되고 만다.

태어날 새 생명인 태아는 엄마의 자궁에 있을 때 엄마의 다른 장기들과 같은 몸의 일부분인 상황에서 진공 상태로 살아가다가, 엄마의 몸 밖으로 나오는 순간 세상의 공기를 접하고 호흡함으로써 하늘의 기인 천기를 받아 독자적인 인간으로 태어나 살아가게 된다. 기란 움직이고 흐르는 것을 나타내는 것이다. 혈이 원활하게 흐르면 기가 원활하다고 하며, 혈이 약하게 흐르면 기가 약하다고 표현한다. 우리 몸에서의 기는 혈이 있어야 기가 있고 혈이 없으면 기가 없다. 혈이 막혀 차단되면 기가 막힌다고 표현하며, 충혈 되고 뭉치면 기가 넘친다고 표현한다. 바람의 흐름을 공기(空氣)라고 하고, 흙냄새가 나는 것을 토기(土氣)라고 하며, 물의 흐름을 수기(水氣)라고 하고, 사람의 움직임을 인기(人氣)라고 한다. 하늘의 기는 천기(天氣)요, 땅의 기는 지기(地氣)라고 칭한다.

탄생

 '응애' 하고 울고 나서 폐가 움직이며 호흡하게 되고, 호흡하고 나서부터는 피부에 감각이 돌고, 호흡하고 나서 대장이 움직이기 시작하고, 대장이 움직이면서 몸속의 찌꺼기를 몸 밖으로 배출시킨다. 찌꺼기가 배출되고 나면 위가 움직이기 시작하고, 위가 움직이면서 시장기를 느껴 먹을 것을 찾기 시작한다.

 먹을 것을 찾고 나면 각 장기 및 몸 구석구석에 무엇이 필요하고 무엇이 부족한지, 또 무엇이 넘치거나 이상이 있는지 하는 것을 감시하고, 그 상황을 뇌에 전달하기 위해 전파망과 같은 임파를 비롯해 임파를 관리하는 비장과 췌장이 움직이기 시작한다. 비장이 움직이고 나면 순환을 위해 심장이 움직이면서 몸속의 혈을 보내고 받는 펌프 역할,

즉 순환작용을 하게 된다. 심장이 움직이고 나면 소장이 움직이면서 음식물이 그냥 쉽게 빠져 나가는 것을 막아주고, 머무는 동안 서서히 영양을 흡수하여 소장에 소화된 음식물이 차면서 복부에 힘이 생기게 되고, 복부에 힘이 생기면서 척추에 힘이 주어지게 된다.

소장이 움직이고 나서 방광이 움직이고, 불필요한 혈액 속의 찌꺼기를 콩팥이 걸러주면 방광은 그 찌꺼기를 받아 두었다가 양이 차면 밖으로 배출시킨다. 또한 방광이 움직이면서 척추를 감싸고 올라가 경추를 거쳐 뇌로 올라간다. 방광에 의해 이뇨감을 느끼고 배설하며, 방광이 척추를 감싸고 올라가기 때문에 척추가 기능을 하게 된다. 또 척추가 움직이면서 머리를 좌우, 아래위로 움직일 수 있게 된다. 방광이 움직이고 나서 신장이 움직인다. 신장은 혈액 속에 들어 있는 사용되지 못한 영양분을 걸러 다시 올려 보내고 나머지 찌꺼기를 방광을 통해 밖으로 배설하게 한다.

신장이 움직이면서 귀가 들리게 하고, 침이 생성되도록 하며, 뼈를 튼튼히 한다. 신장은 여인의 자궁 및 난소를 관리하고 뼈를 관리해, 기둥을 튼튼히 하고 키를 키우며 하기(下氣)를 받아들이는 일을 함으로써 생명의 한 고리를 완성시킨다.

신장이 움직인 후 심포(心包)가 움직이고, 심포가 움직이면서 심장으로 가는 혈이 빨리 가면 억제하고, 느리게 오면 재촉하며, 혈이 너무 많이 들어오려고 하면 막아 주고, 혈이 너무 적게 오면 끌어 올려 줌으로써, 일정한 양의 혈이 순환되게 한다. 즉 일정하게 맥박이 뛸 수 있게 하는, 전자회로의 콘덴서와 같은 일을 하게 된다.

마음이 나쁘면 '심보가 나쁘다'고 하는데, 이때 '심보'는 심포(心包)를 말한다. 심포가 움직이고 나면 삼초(三焦)가 움직인다. 삼초는 갈비뼈 안쪽 장기 이외의, 갈비뼈 밖의 복부에 있는 장기들을 보호하기 위한 일을 한다. 외부로부터 복부 속 장기들을 보호하기 위해 문제가 생긴 장기 앞의 근육을 뭉치게 하여, 그 속의 장기들을 외부의 충격에서 보호하는 기능을 하는 것이다. 상초, 중초, 하초로 나뉘며, 이를 통틀어 3초라고 한다. 흔히들 복부가 뭉치는 현상을 어혈(瘀血)이라고 옛날부터 불러왔는데, 그것은 잘못된 표현이 아닌가 생각한다. 만약 복부 속 장기가 고장 나면 그 장기 앞에 있는 근육이 뭉치면서 그 장기를 보호하며, 그 장기에 부담을 덜 주기 위한 기능을 한다. 복부가 뭉치면 그 속의 장기에 이상이 있다는 신호이다. 삼초의 기능이 없어지면 충격에 의해 장이 꼬이는 상태가 쉽게 발생하고, 심하면 생명을 잃기도 한다.

예로부터 흔히 생각과 마음을 이랬다저랬다, 왔다갔다

저울질하는 모습을 '초 쓴다'고 한다. 삼초가 움직이고 나서 쓸개가 움직이고, 쓸개가 움직이면서 간에서 나온 담즙을 모았다가 십이지장으로 보내는 기능을 하며, 위에서 추출된 성분을 다시 살아 있는 성분으로 변환시키는 간의 일을 도와주는 일을 한다. 또 쓸개가 움직이고 나서 간이 위에서 추출된 성분이 문맥(門脈)을 통해 들어오면, 살아서 움직이는 성분으로 만들기 위해 화학공장과 같이 복잡한 일을 하며, 간이 움직이고 나서 다시 폐가 움직이는 순환이 계속 이어진다. 이로써 인간으로 위대하게 탄생하는 것이다.

이렇게 태어나는 생명은 처음부터 건강하게 태어나기도 하고, 장기의 이상으로 문제가 발생한 채 태어나기도 한다. 또한 외형적인 문제로 이상이 있을 수도 있으며, 아무런 표현이나 증세는 나타나지 않지만 문제를 안고 태어나기도 한다. 그런가 하면 크면서 서서히 식습관에 의해서 병이 발생하기도 하고, 환경에 의해 병이 발생하기도 하며, 나쁘게 태어났어도 식습관이 바뀌면서 다시 건강해지기도 한다.

그러나 살아가는 데 있어 얼마나 규칙적으로 생활하는지, 계절에 맞게 식생활을 얼마나 규칙적으로 관리해 음식을 섭취하는지에 따라 건강하게 살지 병으로 고생할지 정해진다.

질병이란 무엇인가?

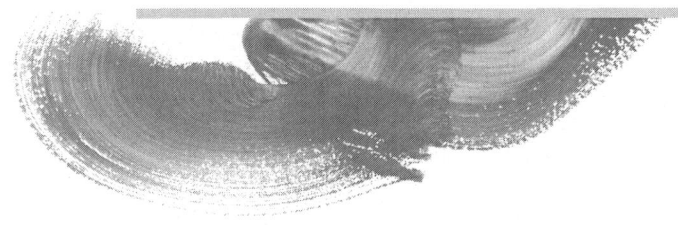

　각종 암, 중풍, 당뇨, 고혈압, 위장장애, 백혈병, 신부전, 심근경색, 협심증, 동맥경화, 고지혈증, 위염, 위궤양, 중위, 전립선비대증, 디스크, 녹내장, 백내장, 담석, 신석, 파킨슨병, 갑상선염, 폐렴, 신장염, 대장염 등 수많은 병명이 있다. 그러나 원인을 제대로 알아야 치료가 되는데, 현재 표현되는 병명은 아픈 부분에 대한 증세를 표현하는 것으로서, 정확한 원인에 따른 병명이라 하기에는 뭔가 좀 부족하다. 병명이 나오면 그 원인이 어떤 장기의 어떤 기능 때문에 어떤 부분에 부담이 생긴 것인지 찾아지기 때문에 치료가 될 터인데 말이다.

　외부의 자극으로 피부에 상처가 생기면 환부를 소독하고 치료하면 되지만, 외상이 없이 피부가 상하면 환부를 소독하고 치료해도 일시 나아지는 듯할 뿐 치료가 힘들어지는데, 그것은 원인을 찾지 못하기 때문이다. 병명이란 어떤 증세를 유발시킬 수 있는 주된 원인이어야 한다. 현재 우리가 도움 받을 수 있는 치료는 항생과 예방, 진통과 진정, 소염과 해열, 소화와 안정, 그리고 혈관을 수축시키고 정형외과적인 수술 혈액투석이 대부분이지 않을까. 이에 대해 유전공학적으로 많은 연구가 진행되고 있는 실정이다.

항암은 암을 이기고 저항할 수 있어야 하는데 실상은 그렇지 못하다. 혈관 수축에 의해 암세포에까지 영양이 가지 않도록 차단하여, 암이 더 이상 크지 못하고 서서히 줄어들도록 하기 위한 것이다. 그렇기 때문에 항암제가 암세포만 차단, 수축하게 되면 너무 좋으나, 다른 장기 및 세포에까지 영향을 미쳐 몸에 엄청난 무리를 주게 된다. 이것은 이기기 매우 어렵고 힘들다. 현재는 키토산에 동이원소를 섞어 암세포만 태우는 방법도 사용하고 있지만, 많은 연구가 필요하다.

방사선으로 암세포의 혈들을 차단하기 위해 혈관에 조사를 하지만, 암과 관계없는 혈관까지 차단되다 보니 그와 연관 있는 장기들까지 영향을 주어, 장 유착 및 협착에 의해 다른 장기와 세포까지 손상시키는 것이 문제이다. 암이란 정상 세포가 아닌 이상 세포를 말한다. 이는 장기나 근육, 뼈 등 어디든 생길 수 있다. 모든 장기 및 근육 세포가 골고루 살찌지 않고 극미세한 일부분만 살이 찌며 커지기도 하는데, 이것을 돌연변이 세포라고 말한다.

어떤 장기에 10개의 영양이 필요하고, 그 영양이 10군데로 분산된다고 가정하자. 그곳으로 올 영양이 미약해 오지 못하다 보면 10군데로 가야 할 영양이 1밖에 못 간다. 그러면 9만큼 부족해지며, 9만큼의 영양이 가야 할 길인 혈관이 좁아지고, 심한 곳은 협착되고 만다. 그러다 갑자기 조건과 환경이 바뀌어 정상적인 양의 영양이 온다고 생각해 보자. 닫히고 막혀 가던 곳이 갑자기 혈이 흘러감으로써 여러 곳이 다 열리지 못하고, 일정한 한 곳이 열리면서 그곳으로 많은 양의 영양이 밀려들어 간다. 이때 한 세포가 영양을 배로 받아먹고 살이 찌기 시작하면서 자꾸 더 먹으려 하면 뇌에서 그것을 인정하게 되고, 인정하면서부터 발을 뻗쳐 주위의 약한 곳에서 놀부처럼 영양을 빼앗아 먹으면서 크기 시작한다. 만약 이때 약해서 영양을 빼앗기던 세포가 영양을 안 빼앗기고 섭취하면, 암세포로 혈이 덜 가게 되어 돌연변이는 점점 줄어들어 원래의 모습으로 돌아올 수 있다. 이렇게 약해서 영양을 빼앗기던 장기에 정상의 영양이 갈 수 있게 하여 암세포로 가는 혈을 줄여 주면 암을 퇴치할 수 있을 것이다.

질병이란 고르지 못한 생활과 식생활에 의해서 장기에 이상이 생긴 것을 말한다.

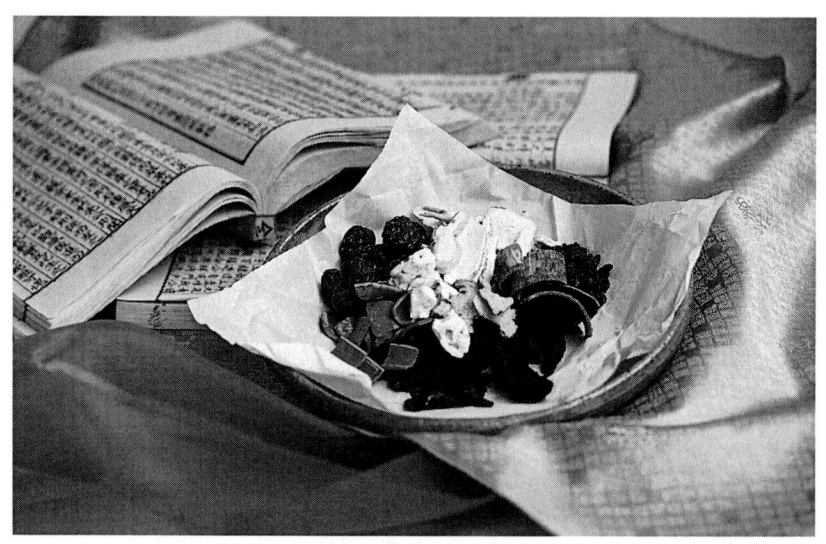

병의 원인이 치료에 있어 중요한 이유

디스크라는 병명을 예로 살펴보자. 일단 허리의 통증을 생각해 볼 수 있다.

전문적인 지식인들은 그렇지 않겠지만 일반적으로 허리가 아프면 무조건 디스크라고들 한다. 디스크는 추 간판을 말하며, 추 간판은 척추와 척추 사이에서 앞뒤 좌우로 움직일 때 추와 추가 마찰과 부담이 생기지 않게 하고, 추와 추가 맞닿지 않게 하는 완충 역할을 한다.

허리의 17마디에서 제일 많이 움직여지는 부분이 요추의 5마디이다. 요추의 마디마디에는 신장, 삼초, 소장, 대장, 방광의 신경이 있으며, 뇌의 명령에 의해 좌로 갔다 우로 갔다 다시 제 위치로 돌아갈 수 있게 되어 있다. 그러나 한쪽 부분으로 충혈이 되면 충혈된 쪽으로 끌려간 후 다시 되돌아오지 않고, 다시 돌아오려 하면 끌려간 쪽 추 간판이 신경을 자극해 통증이 생긴다.

이때 만약 요추 4번 마디에 의해 척추가 왜곡되었다면 그것은 대장의 이상으로 생긴 것이다. 한 쪽으로는 혈이 많이 가고 반대편 쪽으로는 혈이 미약해 힘이 강한 쪽으로 비틀어졌기 때문이다. 제 위치로 다시 오려 하면 튀어나온 쪽 추 간판에 의해 신경이 눌려서 통증이 나타난다.

만약 척추교정을 하거나 다른 방법에 의해 비틀어진 척추를 바로잡았다 하더라도, 일시적으로는 정상이 된 것 같지만 병의 원인이 제거되지 않았기 때문에 다시 비틀어진다. 팔의 대장의 조, 습, 열의 혈 중 원인의 한 혈을 자극해 강이 정상이 되고 약한 곳의 혈이 정상으로 흐르게 하면, 비틀어진 척추가 반듯하게 즉시 돌아오며 부담도 완화된다. 만약 대장에 이상은 있으나 진맥 결과 위가 원인일 경우, 위를 치료하면 대장 및 허리의 왜곡된 부분이 정상으로 돌아온다는 말이다.

일반적으로는 통증이 있는 부분에 진통 방법을 사용하기 때문에 통증은 완화된다. 그러나 왜곡된 척추가 돌아온 것은 아니므로 완치된 것이 아니다. 진통 성분이나 진통의 자극이 없어지면 다시 통증이 온다. 그러므로 원인을 알고 원인의 장기를 치료해야 허리 통증도 없어지고 척추도 제 위치로 돌아가 근치가 되는 것이다.

디스크는 디스크가 파열된 것으로, 사고에 의해서도 생길 수 있으나 보통은 허리의 통증이 있는 부분에 무리한 압력을 주다가 추 간판이 파열되거나, 실생활의 무리한 작업으로 인해 척추에 무리한 압력이 가해져서 추 간판이 파열되는 것이다. 디스크 액이 노출되면 하반신 마비가 올 수도 있다. 다 그런 것은 아니지만, 흔히 지압을 받거나 집에서 아픈 허리를 밟아 주는 경우 흔히 파열이 올 수 있다. 주의를 요하는 상황이다.

허리의 통증을 무조건 디스크로 부르는 것은 적절하지 않다. 디스크라는 단어를 쓰려면 디스크 탈출증, 디스크 파열 등으로 구분할 필요가 있다. 허리 통증은 몇 번째 요추의 왜곡에 의해 디스크의 신경을 자극해 유발되는 것이다. 요추 몇 번째 마디의 신경 이상으로 인해 왜곡된 것이 원위치로 돌아오지 못해 신경에 자극을 줌으로써 통증이 나타난다. 허리의 왜곡에 의해 골반도 비틀어지고, 골반이 비틀어짐으로써 양쪽 다리의 길이가 한 쪽은 길고 한 쪽은 짧게 나타난다. 그로 인해 다리의 통증 및 슬개골의 퇴행성도 유발시키고 허리의 휘어짐에 따라 어깨도 틀어진다. 따라서 양쪽 팔의 길이가 한 쪽은 길고 한 쪽은 짧게 나타나며, 그로 인해 어깨의 통증도 나타나게 된다. 원인을 확인해 보면 통증은 여러 장기로 인해 나타난다. 아픈 부분을 일시적으로 진통시키는 것이 아닌, 원인을 찾아 원인을 치료하는 것이 중요하다.

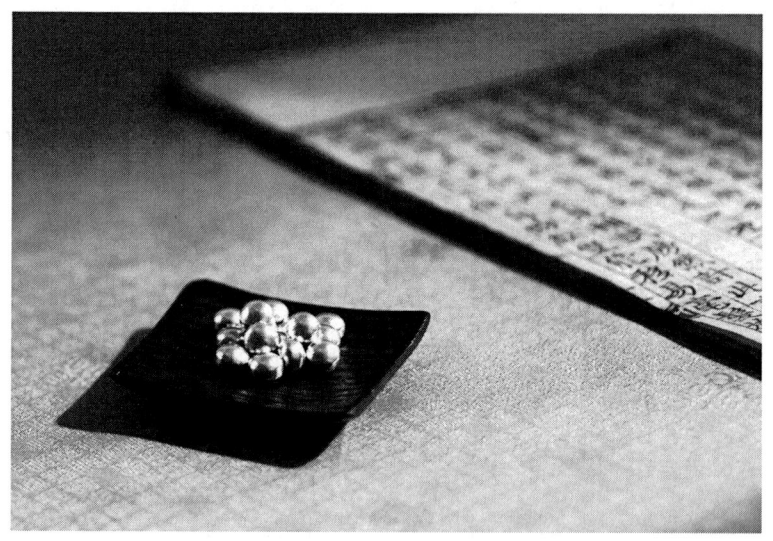

각 장기의 움직임

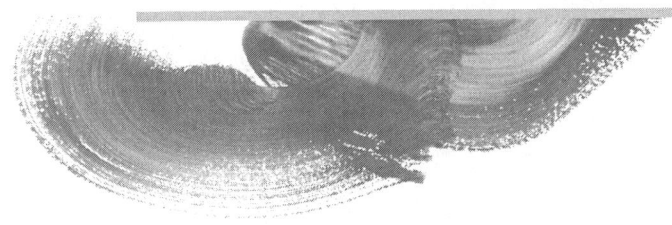

　우리의 몸은 오장육부라는 핵심적인 장기와 그것들을 조정 관리하는 뇌, 그리고 신체의 외형 및 골격을 형성하는 뼈와 육, 그리고 진액으로 되어 있다. 다시 말해 육·정·혼이 하나가 될 때를 건강하게 살아 있다고 말할 수 있으며, 육·정·혼이 서로 연결되지 못하고 흐트러지면 문제가 발생하기 시작한다. 특히 기초가 되는 육의 오장육부가 서로서로 연결되어 서로를 견제해 주지 못하고 이탈되기 시작해 문제가 발생하게 된다. 어느 하나의 장기라도 문제가 생기면 병이 생기기 시작하는 것이다.

　제일 먼저 먹어서 살이 되고 뼈가 되고 피가 되는 것이 육이요, 이것이 기본이며, 그것이 이루어지고 난 후 우리 몸에 흐르는 모든 진액, 즉 뇌수·침·눈물·동공 안의 방수 뼈

마디마디에 있는 액 장기 사이사이의 액 갑상선 부신호르몬 등을 정이라 한다. 이것이 육보다 더 중요한 것으로서 육이 이루어진 후 정을 움직여야 된다. 육이 정상으로 이루어지지 못한 경우에는 정을 변화할 수가 없기 때문이다.

정이 이루어진 후 울고 웃고, 신경 쓰고 화내고, 냉정하고 상상하고, 비웃고 생각하는 것들을 혼이라고 하는데, 이것이 정보다 더 중요하다. 육을 먼저 치료하고 나서 정이 치료되며, 정이 치료되고 나서야 혼이 치료되는 것이다.

먼저 육에 대해 살펴보자. 우리 몸의 핵심인 오장육부도 다 짝이 있어 간과 담, 심장과 소장, 심포와 삼초, 위와 비장, 췌장, 폐와 대장, 신장과 방광이 하나이면서 둘이요, 또 음양으로 관계가 갈리어 있다. 또한 갑상선과 부신, 편도선과 충수돌기도 음양의 관계를 형성하고 있으며, 앞은 뒤, 위는 아래, 좌측 상은 우측 하와 같이 육체의 혈도 이렇게 서로가 대칭이면서 음양으로 존재한다.

간과 담은 서로 연결되어 있다. 간이 강하면 반대로 담이 약해지고, 담이 강하면 간이 약해진다. 간과 담을 목이라 하며, 목과 토 또는 목과 금 역시 나무와 습, 나무와 조로서 서로가 같은 상태를 유지하면 좋은 상태이지만, 목이 강하면 습은 약해지고, 습이 강하면 목이 약해지는 시소 같은 현상이 나타난다. 간이 강하면 비장이 약해지고, 비장이 약하니 위가 강하게 나타나며, 위가 강하니 담이 약하게 나타나는 것이 음양의 관계인 것이다.

음양이 비등할 때와 서로의 대칭까지 비등하게 될 때를 건강이라 하고, 비등하지 못하고 음양의 관계가 깨졌을 때를 병이 들었다고 표현한다. 음양 및 표리가 같을 때에는 서로가 고리가 되어, 약하면 끌어 주고, 이탈하려고 하면 막아 주기 때문에 문제가 생기지 않는다. 하지만 일단 이탈이 되고 나면 균형이 깨지기 시작해 약한 장기는 더 약해지고 뭉친 장기는 더 뭉쳐진다. 이처럼 서로 연결되고 관련이 있기 때문에 다른 장기에도 이상이 나타나는 것을 흔히 합병증이라고 하나, 병이 약하면 약한 대로, 세면 센 대로 다른 장기의 이상이 다 나타난다.

섭생(攝生)

　　음식은 제철에 생산된 것을 먹는 것이 좋다. 제철이 아닌 음식을 섭취하면 병을 만들 수 있는 원인을 제공하게 된다. 규칙적으로 식사를 해서 그 시간대가 되면 스스로 움직일 준비를 할 수 있게 습관 들여야 한다. 같은 양의 음식을 먹어 항상 똑같은 양의 액이 생산되도록 해야 하는 것이다.
　　예를 들어 여름철에 더워서 혈관이 확장되고 심장에 압이 떨어지면서 힘이 없어 처지고 늘어지는데, 겨울철에 나는 동태나 미역 등 열이 있고 윤활이 많은 음식을 먹으면 혈관이 확장되어 몸에 힘이 빠지고 늘어지게 된다. 겨울철에 생산되는 것들은 속에 열이 있고 윤활 성분이 충분해, 열과 윤활로 인해 더 처지고 힘들어지며 여름철의 몸에 무리를 주게 된다.

여름에는 여름에 생산되는 양·농어·오이·수박·가지·참외 등 여러 종류의 냉한 성질이 있는 음식물들을 먹음으로써 냉한 성질 때문에 더위를 이기고, 확장된 혈관과 심장이 수축되어 청량감을 느끼게 되는 것이다. 겨울이 되면 추위 때문에 몸과 혈관이 수축되어 압이 상승하고 혈의 흐름이 원활하지 못해 저린 증세나 통증이 나타난다. 이때 수축과 청량감이 있는, 여름에 생산되는 농어·수박·오이·참외·양고기 등을 먹으면 혈관이 더 수축되기 때문에 압이 상승하여 통증을 호소하고 힘들어한다. 그러나 겨울이 제철인 동태·미역 등을 먹으면 압도 떨어지고 통증도 완화된다.

고지대의 채소류나 산나물, 날짐승들은 흡수가 빠르기 때문에 힘이 없고 혈압이 떨어지고 맥이 없을 때, 기능이 약해 영양 흡수가 잘 안 될 때 섭취하면 도움이 된다. 저지대, 즉 바다 속의 해초류나 등 푸른 생선들은 몸이 무겁고 쑤시고 혈압이 높을 때 섭취하면 윤활 성분과 열 성질이 있어 미약하나마 혈관을 확장해 주고 혈액 순환에 도움을 준다. 특히 등 푸른 생선은 심해의 깊은 바다에서 자유로이 활동할 수 있게 되어 있다. 바닷물의 압력은 높아 진공 상태의 탱크를 바닷물 밑으로 내려 보내면 압을 이기지 못하고 터지게 되는데, 등 푸른 생선 및 심해에서 사는 종류의 생물들은 압을 이기는 성질이 있어서 압에 의해 부담을 받을 경우 섭취하면 압을 떨어뜨려 처리할 수 있게 해준다.

몸이 건강할 때는 어떤 종류의 음식도 분해하고 처리해 주므로 아무 것이나 섭취해도 큰 부담이 없고 괜찮지만, 몸에 병이 있을 때는 깊이 생각해 내 몸 상태를 잘 판단하여 몸에 맞는지 꼭 한번 생각해 보고 증세에 맞는 음식물들을 골라 섭취해야 한다.

일단 병이 있으면 평상시 즐겨먹던 음식은 조금 줄여주고, 안 먹고 싫어하는 음식들은 조금씩 먹어 주는 것이 좋다. 이것이 방제의 기본이다.

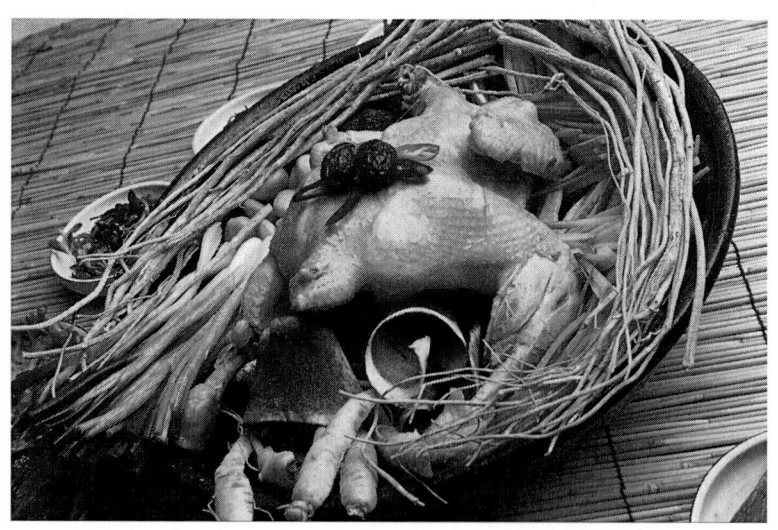

진액(津液)의 관리

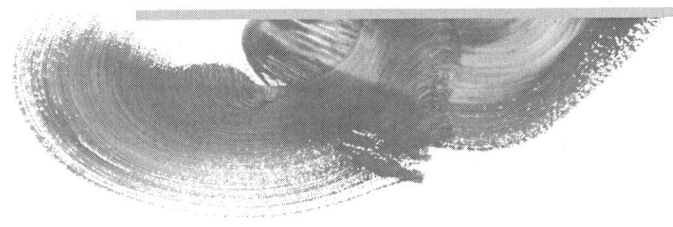

　성장기 아이들은 뛰어놀아야 건강하다. 그래야 심장이 빨리 뛰고, 그래야 갑상선(甲狀腺)이 자극받아 갑상선의 생성이 원활해진다. 또 갑상선 기능이 원활해야 성장을 촉진시키고, 어느 정도 크고 나면 성장을 억제하는 기능을 한다. 어느 정도 성장하고 나면 또한 부신(副腎)에 의해 모든 진액이 움직이고 조절된다.

　몸속의 모든 액은 갑상선과 부신에 의해 조절, 관리된다. 갑상선은 성장촉진(成長 促進) 및 억제의 기능으로 내적인 변화를 주지만, 부신은 우리와 같은 생명력을 잉태하는 외적인 기능을 한다. 특히 성인으로 성장하기 전이나 성장한 후 남녀의 성 및 관계는 말초감각을 느끼며 즐기기 위해 성관계를 하는 것으로 생각되고 있다. 그러나 그것은 잘

못된 생각이며 착각이다. 피부의 어느 부분이든 혈이 흐르면 감각이 있다. 꼭 노폐물을 내보내는 곳만이 감각의 전부가 아니다. 그러나 만일 우리의 몸이 음양의 구분 없이 하나로 완성되었다면, 나와 생각이 같으면 봐주고 나와 생각이 다르면 죽여 버리게 되는 일이 생길 것이며, 최후에는 살아남는 자가 없어질 것이다. 그래서 창조주께서는 모든 생명체를 음양의 두 종류로 만들었을 것이다.

남자는 여자에게 잘 보이려고 노력하고 여자도 남자에게 잘 보이려 노력함으로써 서로에게 양보하는 모습이 생겨난다. 이러한 것이 마음 한구석에 양보할 수 있는 자세로 변하고 발전하게 되는 근원인 것이다. 특히 남녀의 성관계에 있어서 남자는 여성을 가까이하려는 생각만 해도 몸의 변화가 나타나지만, 여자는 몸 안에 생명체를 키울 수 있는 우주가 하나 더 있어서, 우주가 하나인 남자보다 모든 기능이 섬세해, 남성을 보고도 남성에 대한 어떤 느낌이나 몸의 변화가 즉시 나타나지 못하게 되어 있다. 만약 남자처럼 즉시 느끼게 된다면, 자궁이 수축되어 태아가 자궁 안에 착상하지 못하게 되기 때문이다. 그래서 여자는 서서히 느끼면서 몸의 변화가 있게 했으며, 여자가 남성을 원할 수 있도록 심적으로 변화가 일어나면 체내의 변화가 오게 되고, 체내가 변화되어야 착상할 수 있게 되는 것이다.

여성에게 남성을 느끼게 하려면 첫째도 둘째도 여성의 마음을 편하게 해야 한다. 그러기 위해 환경을 좋게 만들고 심리적으로 편하게 유도해야 한다. 또한 어떤 방법을 동원해 여성으로 하여금 남성을 받아 줄 수 있도록 하면, 여성의 질 벽에서는 어떤 물질이 들어와도 부담을 줄일 수 있게 액을 흘려주게 되어 있다. 이때 비로소 결합을 해야 하는 것이다.

색욕을 금해라 하는 말은 하루에 여러 번 음양의 관계를 하지 말라는 말이지, 음양의 관계를 하루에 한 번 하지 말라는 말이 아니다. 여러 번 남녀가 성관계를 하게 되면, 한 번은 스스로 정액을 생산할 수 있으나, 한 번 이상은 다른 장기의 영양이 소모되어야 정액이 생산된다. 따라서 모든 장기 및 몸에 무리가 가고 몸을 상하게 할 수 있어 바람직하지 않다. 그렇기 때문에 색욕을 금하라는 것이다.

특히 남녀의 성은 서로 접촉해 마찰함으로써 몸속의 모든 장기에 신호를 보내서, 너무 움직이는 장기는 서서히 움직이게 하고, 잘 안 움직이는 장기는 움직이게 하여 오장육부를 정상적으로 움직이게 하며, 오장육부가 다 정상적으로 움직이고 나면 온몸으로 혈이 원활하게 움직이게 된다.

혈이 움직이는 것을 기 소통이라고 한다. 혈이 원활하면 기가 원활하다고 말하고, 혈이 원활치 못하면 기가 약하다고 말한다. 혈이 원활히 순환되면 기가 원활해지고, 기가 원활해지면 이때를 흔히 말하는 오르가슴에 도달했다고 말한다. 이때 남자는 사정을 하고, 여자는 궁문을 열고 수축해 흡입하게 되는 것이다.

여기에서 중요한 것은 남녀가 같은 시간대에 이뤄져야 한다는 것이다. 여자가 남자를 원하는 상태가 되었을 때 결합하면 같이 오르가슴에 도달하게 되어 있다. 그러기 위해서 남자는 여자에게 심적으로 편하고 호감을 줄 수 있는 행동을 성심성의껏 해서 여성의 마음을 움직여야 한다. 그래야 비로소 여자도 남자를 원하는 상태가 되는데, 이때 남자들처럼 여자도 몸에 변화가 나타난다. 여성 벽에 타물질이 들어와도 부담을 줄여 주기 위해 윤활 성분을 촉촉이 흘려 주게 되어 있는 것이다.

만약 그러지 않고 남자 위주로 그냥 음양의 성관계를 하다 보면, 여성의 질에 무리한 부담이 가해져 그로인해 마찰에 의한 충혈이나 질 벽에 손상을 입게 된다. 그래서 처음에는 냉증이 생기다가 심하면 자궁이나 난소에 마찰열로 인한 수포성 질환인 자궁수종 또는 난소수종이 생기기도 한다. 뿐만 아니라 심하면 돌연변이 세포가 생길 수도 있다.

여성이 원하지 않는 상태에서 남자가 일방적이고 강제적인 성 관계(性 關係)를 하면, 결국 여성들의 육체에 부담을 주게 되고, 그로 인해 심리적으로도 부담이 되므로 남성을 기피하게 되며, 이로 인해 남녀 관계가 나빠져 사소한 일에도 싸우고 심한 경우 이별까지 갈 수가 있다. 그러므로 신경을 써서 남녀 관계를 서로가 같이 끝날 수 있게 귀하고 아름답게 다루어야 한다.

잘못된 성관계에 의해서 여성의 질에 염이 생기면, 여인은 질염이 생겼는지도 모르는 사이에 간지러워지고, 중요한 부분이 간지러워서 성 접촉(性 接觸)을 하고 싶어 하게 되며, 시도 때도 없이 자주 성 접촉을 즐기려고 하게 되어 나중에는 정신적으로도 문제될 수가 있다.

남녀가 성 접촉을 통해 같은 시간에 오르가슴을 똑같이 느끼고 끝날 수 있게 되면 남자와 여자의 기 소통(氣 疏通)이 이루어져 남자는 여자에게, 여자는 남자에게 영향을 주게 된다. 그리하여 뇌수, 액, 눈물, 방수액, 침, 장기 사이사이의 액들이 많으면 많은 만큼 소비되게 하고, 적으면 적은 만큼 생산되게 하는 변화가 생겨 내분비조절이 된다. 내분비 조절이 되고 나면 몸과 마음이 편안해져서 숙면에 들 수 있다. 숙면을 취하고 나면 아침에 일찍 일어나도 몸과 마음이 가벼워진다.

이렇게 중요한 남녀의 성 접촉을 육욕적인 생각으로 생활한다는 것은 너무 어리석고 서글프고 창피한 일이다. 특히 자라나는 청소년들이 올바른 성에 대해 제대로 알게 된다면 성범죄도 예방되고 학업 성취도 좋아지며 이 사회가 밝아질 것이다.

어떤 병이 와도 제일 먼저 치료의 기본이 되는 식습관을 지켜야 모든 병의 치료에 도움이 되기 때문에 지금부터 위장에 대해 먼저 알아보기로 한다.

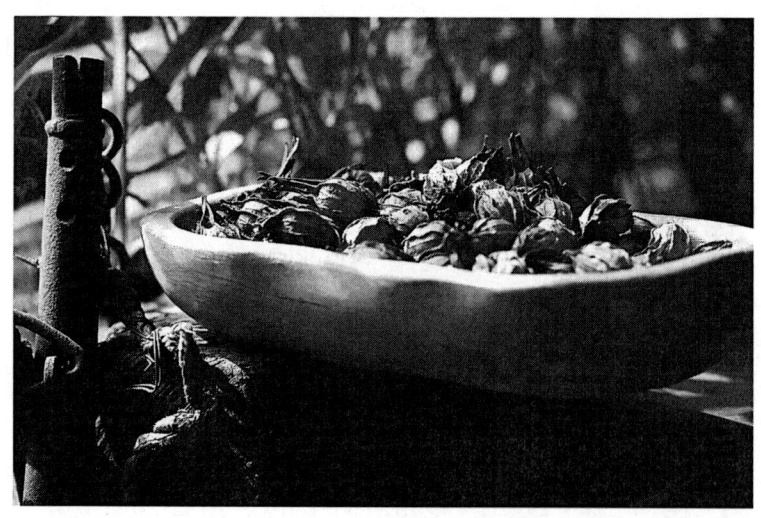

위장(胃腸)

　우리가 음식을 먹지 않으면 몸을 움직일 수가 없고 나중에는 모든 장기의 기능이 없어져서 목숨을 잃고 만다. 음식은 우리의 몸을 움직이게 하고 보고 느끼며 생각하게 하는 원동력인 원료인 것이다. 바로 그 음식을 어떻게 먹어야 하는지, 어떤 종류를 먹어야 하는지, 얼마를 먹어야 하는지를 관리하는 식습관이 중요하다. 그러나 얼마나 중요한지를 모르고 살고 있기 때문에 인체에 문제가 발생하며, 병을 생기게 하는 중요한 원인 중의 하나가 된다.

　우리의 위장은 식물성이든 동물성이든, 죽어 있는 것이든 살아 있는 것이든 먹을거리가 일단 입안으로 들어오면, 먼저 입안에서 다시 잘게 부수고 분쇄하여 식도를 따라 반죽해 들여보내 주면, 음식물들이 갖고 있는 중요한 생명력의 성분들을 위장에서 저온 추출하는 작업을 하게 된다. 그러나 그 모든 작업을 지시하고 통제하는 것은 뇌이다. 규칙적인 시간에 식사를 할 경우, 그 시간대가 되면 뇌는 위에 지시를 해 위가 움직이게 된다.

그러나 음식을 일찍 먹었다 늦게 먹었다 하면서 불규칙해지면, 일찍 음식을 먹으면 다음에도 일찍 먹을 줄 알고 스스로 일찍 움직일 준비를 한다. 그런데도 음식물이 안 들어오거나 늦게 음식을 먹으면, 또 다음에도 늦게 먹을 줄 알고 스스로 늦게 준비한다. 그랬는데도 음식이 들어오지 않으면 먹어도 안 움직이고 안 먹었는데도 움직이다가, 나중에는 감각을 놓고 움직이지 않게 된다.

또한 음식을 먹을 때도 일정하게 정량의 음식을 먹지 않고 많이 먹었다 적게 먹었다 하다 보면, 많이 먹었을 때는 다음에도 많이 먹을지 알고 많은 위산을 생산한다. 그러나 음식이 적게 들어온다거나 또는 적게 들어올 줄 알고 위산을 적게 생산해 놓으니, 많이 들어오므로 나중에는 그 기능을 잃고, 많이 먹었는데도 산을 적게 생기게 한다든지 적게 먹었는데도 산을 많이 생기게 한다. 또 적게 먹든 많이 먹든 산을 안 만든다든지 또는 많이 만들어 위산이 많은 위산과다 또는 위산이 적은 위산과소가 생긴다. 산이 많으면 속이 쓰리고 위산이 역류해 쓴물이 올라오는 증상이 나타난다.

위장에 산이 많으면 위벽이 녹아 파이는 증세가 생기는데, 그 증세를 위궤양이라고 한다. 위궤양이 심하면 위에 구멍이 생기고 위암이 된다. 위액이 역류해 식도를 녹여 파이면 식도염 및 식도궤양이 된다. 그로 인해 항상 체한 듯 답답한 증세가 나타나며, 위산이 적어지면 속이 쓰리고 그로 인해 위염이 생긴다. 뿐만 아니라 이 증세를 오래 방치하다 위암이 생기기도 한다. 이것이 소화기 계통인 비장·췌장·간·담·십이지장 및 순환기인 심장에까지 이상을 생기게 함으로써 병이 시작되며, 이로 인해 여러 가지 증세가 나타나기 시작하는 것이다.

그러면 여기서 위장병을 이기고 병이 생기지 않게 하기 위해 어떻게 하면 되는지 살펴보도록 하겠다.

첫째, 같은 시간대에 식사를 해야 한다. 그래야 그 시간대가 되면 위가 스스로 움직일 준비를 하기 때문이다.

둘째, 자기 체격에 맞는 양의 음식을 섭취하자. 체격에 따라 먹는 양이 있는데, 우리는 그것을 모르고 맛이 좋으면 많이 먹고 맛이 없으면 적게 먹든가 안 먹는다. 맛은 다 우리 몸에 없어서는 안 되는 성분들이다. 맛이 약한 것을 주로 많이 먹고, 맛이 강한 것은 소식으로 하는 습관이 필요

하다.

밥은 많이, 반찬은 적게 먹는다. 반찬 중에서도 맛이 강하면 적게, 맛이 엷으면 많이 먹는다. 그래서 마늘·고추·소금·후추 등의 종류는 맛이 강해 조금 넣는 것이다. 밥은 각자의 두 주먹만큼, 반찬은 그것의 1/3, 국 한 대접, 물 한 대접이 정량이나 국이 없으면 1/2의 반찬을 먹기 바란다. 특히 소식이 좋다고들 하나 육체적인 일을 많이 하는 사람은 정량을 먹으면서 일하면 허기지고 힘이 없어 일을 못 한다. 그러므로 정량보다 더 먹지 않으면 힘에 겨워 처진다. 그래서 사이사이에 간식을 먹는 것이다. 그 이유는 힘을 쓸 만큼을 더 섭취해야 하는데, 그만큼 열량이 부족하기 때문이다.

성장기 어린아이들의 경우 어린아이의 정량을 주면 부족하다. 아이들은 계속 자라고 있기 때문이다. 뛰어논 만큼 자주 간식을 먹여 주어야 성장에 도움을 준다. 다른 예로 책상에 앉아 있는 시간이 많은 사람일 경우에는 열량을 많이 필요로 하지 않는다. 그래서 본인의 정량보다 한두 스푼을 떠내고 식사하는 것이 바람직하다. 그것이 정량이다. 만일 음식을 많이 먹으면, 본인의 정량보다 많은 것은 지방화해 몸속에 저장되므로 복부가 나오고 살이 찌며 몸이 무거워진다.

먹는다는 것은 우리의 몸을 움직이고 보고 느끼고 생각하기 위해 필요한 열량이다. 많이 먹음으로써 하늘을 날 수 있다면 많이 먹는 것이 좋겠지만, 정량보다 많이 섭취하면 그만큼 부담과 무리를 주게 되어 오히려 몸을 상하게 한다.

맛있다고 많이 먹을 생각을 할 때부터가 욕심이며 독이며, 나중에는 나에게 해와 적으로 나타난다.

이상과 같이 우리의 위장은 일정한 시간과 일정한 양의 식사를 함으로써 때가 되면 알아서 움직여 주고 일정한 위액을 만들어 준다. 따라서 소화기 계통인 위장·비장·췌장·간·담 및 순환기 장기인 12지장, 심장마저도 때가 되면 알아서 규칙적으로 움직이게 된다.

셋째, 아침저녁으로 무릎운동을 해서 무릎의 혈이 원활하게 하자.

위장의 혈이 다리의 넓적다리에서 무릎, 발등으로 흐르며, 특히 무릎을 감싸고 넘어 가기 때문에 위장에 고장이 생기면 무릎에 여러 가지 아픈 증세가 생긴다. 위장이 약해지면 무릎으로의 혈의 흐름이 약해지고, 무릎 주위의 근육이 약해져서, 그로 인해 뼈와 뼈가 마찰이 생긴다. 그리고 그 과정에서 열이 생기면서 관절염 증세가 나타나고, 뼈끼리 서로 맞닿아 닳아지는 퇴행성관절염 증세를 얻게 된다.

넷째, 신경이 예민해지면 씨앗을 뺀 대추 7~9알을 끓

여 마시면 도움이 된다.

위가 뭉치면 신경이 예민해지고 짜증을 잘 낸다. 무릎이 아프고 허리가 아프며 소화가 안 되면 신경성 관절통, 신경성 디스크(Disc) 신경성 소화 장애, 또는 신경성 위장병이라고 한다. 그러나 그것은 잘못된 표현이라고 생각된다.

흔히 스트레스라는 증세는 모두 위장의 충혈에 의해서 나타나는 것으로 생각된다. 위장이 허하면 신경이 둔해지고 누가 뭐라고 하든, 집에 불이 나든 누가 싸우든, 다급한 상황이 발생해도 그저 태연하고 만사가 귀찮아지며 잠만 자려 하는 등 처지는 증세를 보인다. 만사에 흥미를 잃고 만다.

다섯째, 위가 뭉치면 쌀과 녹두를 반반으로 하여 씨앗을 뺀 대추 3알을 넣고 미음을 끓여 먹으면 도움이 된다.

위가 뭉치면 비장, 췌장이 약해져서 인슐린 분비 및 적혈구 백혈구를 잘못 생산하게 되어 면역 결핍이 된다. 그로 인해 지혈이 잘 안 되고 저항력이 떨어진다. 위가 약해지면 반대로 비장이 뭉치면서 인슐린 분비가 많아지고 적혈구 백혈구(赤血球 白血球) 관리를 제대로 못 하므로 임파선 관리가 잘 안 되어 조절 능력이 떨어진다.

이러한 경우 영양분인 당의 흡수를 잘 못 하기 때문에

혈액 속에 당분이 많이 있게 되는 것이다. 이 경우 신부전(콩팥이 일을 하지 않는다) 증세가 생기면서 위장, 비장, 췌장에서 흡수 못 한 영양분인 당분을 걸러 다시 정맥을 통해 올려 보내야 하는데 올려 보내지 않고 소변을 통해 밖으로 내보내게 된다. 이때 소변에 당분이 들어 있다고 해서 흔히들 당뇨병이라고 하는데, 신 부전성(腎不全性) 당뇨 증세라고 부르는 것이 더 좋을 듯하다. 병명을 정확히 알게 되면 치료를 위해서도 많은 도움이 될 것이기 때문이다.

다시 살펴보면 혈당이 정상치보다 높거나 낮으면 먼저 위장·비장·췌장 장애를 생각하고, 제때에 식사를 하고 있는지, 제 양의 식사를 하고 있는지, 또 맛이 있다고 포식은 하고 있지 않은지, 맛이 없다고 식사를 거르고 있지 않는지, 과음으로 위에 무리를 주지 않았는지 등을 살피면 문제의 해결점을 쉽게 찾을 수 있다.

인슐린 분비가 잘 안 되면 혈속의 윤활 역할을 제대로 못 해 말초 부위까지 혈이 잘 통하지 못한다. 그로 인해 손끝 발끝이 저리는 증세가 나타나며, 심할 경우에는 감각이 둔해지는 마비 증세가 나타나다 궤사가 진행된다.

여섯째, 위가 뭉치면 계피를 꿀에 볶아서 차로 끓여 수시로 마시면 도움이 된다. 위가 뭉치면 안압이 높아지고, 안압이 높으면 녹내장이 된다. 녹내장은 안압에 의해 안구

의 동공 속에 들어 있는 방수액이 평시보다 많아 홍채가 열려서 커지고 수정체까지 부담을 주기 때문에, 심하면 커진 수정체가 녹색으로 보인다고 해서 녹내장이라고 한다. 녹내장은 사물의 보이는 영역이 점점 좁아지다 없어지는 현상이 생기면서 실명에까지 이르기도 한다.

안구로 혈이 미약해 안구압(眼球壓)이 떨어지면 백내장이 올 수도 있다. 안구의 압 이란 것은 안구를 감싸고 있는 혈관에 정량보다 많은 양의 혈이 흐르면 안압이 높다고 하고, 혈의 양이 적게 흐르면 안압이 떨어진다. 위장이 뭉치면서 하부로 혈의 순환이 잘 안 되고, 상부로 많은 혈이 흐르면 안구에는 안압이 생긴다. 위장이 약해지면 상부로 혈이 미약하고 하부로 순환이 원활할 경우 안구에는 압이 떨어질 수 있는 것이다.

일곱째, 위장은 식도와 위, 12지장이 연결되어 있기 때문에 위의 상부, 하부에 음식물이 들어오고 나가는 곳에서 문처럼 닫혔다 열렸다 하는 괄약근을 관리해 주는 신경이 있다. 상부는 폐, 하부는 대장신경(大腸神境)이 관리한다.

음식물이 위 속으로 들어와 추출되어 위벽을 통해 간으로 영양분이 전달되기 때문에, 위 속에서 음식물이 추출될 수 있게 진공으로 머물러 있어야 한다. 그런데 그러지 못하면 아무리 좋은 음식을 많이 섭취해도 잘 흡수되지 않아 음식물이 분해되지 않고 그대로 몸 밖으로 배출되기 때문에 몸이 마르고 여위는 것이다. 만약 상부의 괄약근이 음식물이 들어오는데도 문을 열어 주지 않는다든지, 다 들어왔는데도 괄약근을 닫아 주지 못하고 문제를 일으키는 것은 폐습증이 원인이다. 위 상부의 괄약근이 닫혀서 잘 열리지 않을 경우, 음식을 먹으면 막힌 듯 답답하고 숨이 막히며 호흡이 힘들어지는 증세가 나타나고, 심할 때는 어지러워지고 혼절하기도 하며 심지어 죽음에 이르기까지 한다. 위 하부 괄약근이 잘 안 열린다든지, 또는 열려서 위 속으로 들어온 음식물이 추출되기도 전에 음식물이 나가는 증세가 나타난다. 만약 하부 괄약근이 안 열릴 경우에는 음식을 먹으면 속이 꽉 찬 듯 팽만감이 오고 숨이 답답하며 심하면 머리 아픈 증세가 나타난다. 위 하부의 괄약근이 그냥 열리는 경우에는 분해되지 않은 음식물이 변으로 나온다. 이러한 증세는 대장습이 원인이다.

식사 중이나 식후에 위장의 부담이 있을 때에는 특히 자극적인 음식을 줄여야 한다. 위장을 편하게 해주는 죽엽(대나무 잎)을 밥할 때나 찌개 끓일 때, 또는 국을 끓일 때 3~4잎 정도 넣고 조리하면 위의 부담을 줄여 준다. 그것은 죽엽에 함유된 미량의 유황 성분 때문에 그런 것으로 생각된다.

위염이나 위궤양을 오래 방치할 경우 그곳에 돌연변이 세포인 암세포가 생길 수 있다. *정량의 음식과 규칙적인 식사를 생활화하는 습관을 키워야 한다.*

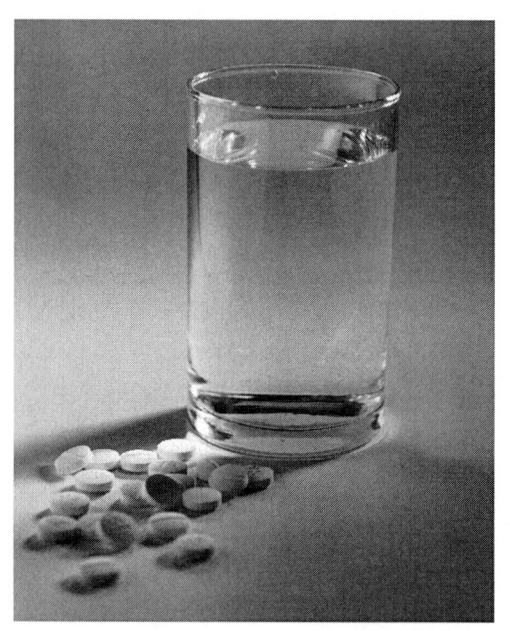

췌장(膵臟)

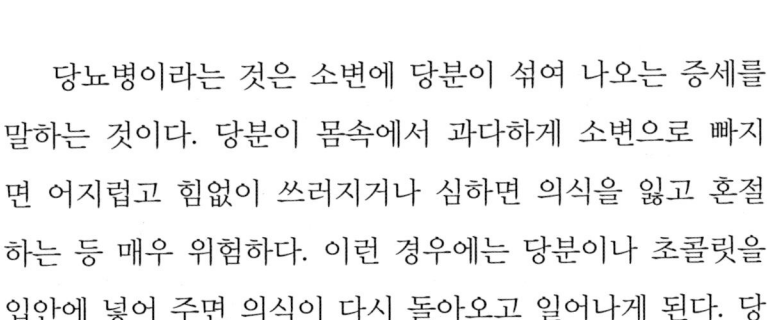

당뇨병이라는 것은 소변에 당분이 섞여 나오는 증세를 말하는 것이다. 당분이 몸속에서 과다하게 소변으로 빠지면 어지럽고 힘없이 쓰러지거나 심하면 의식을 잃고 혼절하는 등 매우 위험하다. 이런 경우에는 당분이나 초콜릿을 입안에 넣어 주면 의식이 다시 돌아오고 일어나게 된다. 당분은 위장·비장·췌장의 영양소이다.

자연에 낮과 밤이 있듯, 남자가 있고 여자가 있다. 이것을 음과 양 또는 표리(表裏)로 서로 견제하며 관리한다. 우리 몸속의 오장 육부도 음양으로 구분한다. 양이 강하면 음이 약하고, 음이 강하면 양이 약해지며, 표(表)가 강하면 이(裏)가 약해지는, 시소 같은 현상이 나타난다.

위장은 양의, 비장(脾臟)·췌장(膵臟)은 음의 장기다. 위장이 뭉치고 충혈 되면 비장·췌장은 약해지고 기능이 떨어지며, 위장과 비장·췌장의 기능이 같아지면 건강한 상태이다. 위장이 뭉치고 충혈 되면 속이 쓰리고 신물이 나며, 식사를 못 하든지 너무 많이 먹으면서도 부담을 못 느낀다든지 하게 된다. 위장이 허하든지 약해지면 음식생각이 안 나고 식사를 먹는 둥 마는 둥 하게 되며 배고픈 것도 잘 모른다. 뿐만 아니라 시력과 무릎도 약해진다.

비장이 고장 나면 적혈구·백혈구를 조절 하지 못한다. 간 속에 적혈구가 많으면 많은 만큼 줄여 주고 적으면 적은 만큼 보충해 주어야 되는데, 적은데도 더 줄이고 많은데도 줄여 주지 않고 더 보충하는 등 제 기능을 못 하게 된다. 또한 임파 관리도 잘 못 해 저항력과 면역력이 떨어진다. 불치성 빈혈 및 재생 불량 성인 백혈병이 되면 골수이식으로도 치료하기 힘들어진다.

그러나 췌장은 증세가 잘 안 나타난다. 혈속에 인슐린이 부족해지면 윤활 역할을 하지 못하므로 혈이 모세혈관까지 매끄럽게 전달되지 않는다. 그로 인해 혈을 밀고 당기는 펌프 역할을 하는 심장에 무리가 오고 압이 차기 시작해 혈압이 높아진다. 따라서 각 장기의 모세혈관에까지 영양을 보내는 데 무리가 와서 순간적으로 모든 장기의 기능이 떨어진다. 손과 발의 끝 부분까지 혈의 순환이 순조롭지 못해 손발 저린 증세가 나타나기 시작하며, 급기야 신장 기능이 극도로 저하되면서 흡수되지 못한 당분을 걸러 올려주지 못하고 당분이 소변으로 빠지는, 즉 신부전성 당뇨증세가 나타나는 것이다.

뇌에까지 혈의 흐름이 막혀 이상이 오면 당뇨성 뇌경색이 올 수 있다. 자주 피로해지고 변을 시원하게 보지 못한다든지, 가슴이 답답하고 소변을 너무 자주 보고 기억력이 자꾸 떨어지며, 물이 자주 먹히고 팔다리 저린 증세가 나타나면 일단 주의 하고 하루 속히 전문의의 진단을 받아 보아야 한다. 이럴 경우 정시에 정량의 식사를 하도록 식습관부터 바꾸는 생활을 해야 한다.

천화분, 백작약, 백출, 천궁, 숙지황, 구감초 4:4:4:3:3:2g의 비율과 대추 2알, 생강 3쪽을 물 1과 1/2컵을 붓고 1/2컵이 줄게 끓여서 손바닥 온도로 식혀 마시면 도움이 된다. 약에 의존하는 것은 좋은 방법이 아니므로 식사 습관을 바르게 해 잃어버린 기능을 다시 찾게 하는 것이 더 중요하다.

천화분은 혈당 조절에 도움을 주고, 백작약은 소화를 돕는 음과 양의 기능을 한다. 천궁은 미세혈관을 돕고, 숙지황은 순환을 도와주며, 구감초는 위를 편하게 안정시켜 준다. 또 대추 2알 생강 3쪽은 음양을 조절하는 역할을 한다.

당뇨 증세가 생기면 신부전 증세도 나타나기 때문에 꼭 확인을 해야 한다. 인슐린 분비가 잘 안 되어 혈액순환이 잘 안 되고 혈관이 수축해 혈압이 상승하므로, 윤활 성분이 많은 다시마를 깨끗한 물수건으로 소금기를 잘 제거해 선풍기로 건조시킨 후 곱게 갈아서 물 한 컵에 다시마 한 스푼의 가루를 물에 타서 마시면 혈압이 높은 데 도움이 된다. 또 싱싱한 지라를 구해 하루에 주먹만 한 크기씩 복용하면 기능이 떨어진 췌장에 도움을 준다.

허리를 곧게 펴고 땀이 나려 할 때까지 속보로 걸어 척추 쪽에 있는 신장에 자극을 주면 신장의 기능을 좋게 한다. 땀이 나려 할 때까지 매일 걷다 보면 점점 운동량이 많아지고 그만큼 당뇨 증세 및 신부전성 기능이 좋아지는 데 도움이 된다. 병이란 원인과 증세를 정확히 알면 충분히 치료할 수가 있는 것이다.

심장(心臟)

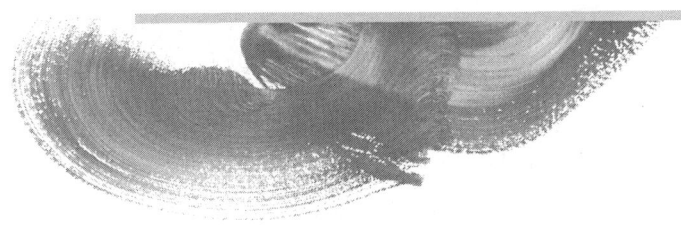

　심장병은 심근경색, 협심증, 심장판막증, 대맥, 부정맥 등 여러 가지 증세가 있으므로 세심히 살펴보아야 한다. 심장은 우리 몸의 군주와 같아서 24시간 쉬지 않고 움직이는 장기이다. 심장은 우리 몸속의 동맥, 정맥뿐 아니라 우리 몸 전체의 혈액순환을 주관한다. 심장은 방이 2개가 있어 한 곳에서는 혈을 보내고, 다른 한 곳에서는 혈을 빨아올리는 기능을 한다. 심장은 영양을 각 장기 및 몸 구석구석까지 전달하기도 하고, 구석구석에 있는 찌꺼기들을 운반해 청소부에게 보내 주며 모든 감각을 주관한다.
　손끝에까지 혈이 잘 흘러야 손끝에 감각이 살아 있게 되고, 손끝에까지 혈이 못 흐르면 손끝의 감각이 둔해지고 무뎌진다. 몸의 다른 부분도 마찬가지다. 심장이 빨리 뛰면 어떤 장기에 충혈이 있어 맥박이 빨라지는 것이다. 그러므로 맥박이 빨리 뛰기 시작하면 몸에서 열이 난다. 맥박 수가 90을 넘으면 염이 있는지 의심을 하고, 120 이상일 경우에는 까딱 잘못하면 혼절할 수도 있으므로 주의해야 한다.

반대로 맥박 수가 60 이하로 뛰면 어떤 장기의 기능이 떨어지고 있다는 신호이며, 맥박이 40으로 뛰기 시작하면 장기들의 기능이 많이 떨어지고 심장의 무리로 인해 심장의 기능이 떨어지는 것이다. 이러할 때에도 혼절하기 쉬우므로 주의해야 한다. 잘못하면 심장 박동기를 넣어 주는 수술을 해야 한다.

인삼, 더덕, 대추, 생강을 넣고 끓여서 복용하면 도움이 된다. 인삼이 명약인 것은 열과 냉, 두 성질을 갖고 있기 때문이다. 열이 많으면 인삼을 먹지 못하게 했으나, 그것은 어디까지나 인삼의 효능과 섭취 방법을 잘 모르기 때문이다. 인삼은 뜨겁게 먹으면 열을 내고, 차게 먹으면 냉해진다. 인삼은 그늘진 음지, 공기가 잘 통하는 곳에서 잘 자란다. 인삼은 양의 장기를 움직이게 하는 양의 약이며, 반대로 더덕은 햇볕이 잘 드는 곳에서 잘 자란다. 성질은 인삼과 정반대로서 뜨겁게 먹으면 냉해지고 차게 먹으면 더워진다. 더덕은 음의 장기인 간, 심장, 비장, 췌장, 폐, 신장 등의 장기를 움직이게 하는 음이다. 인삼과 더덕을 각각 4g씩

넣고 대추 2알, 생강 3쪽을 물 1과 1/2에 넣고 연한 불로 서서히 끓여 물이 1/2 줄었을 때 손바닥 온도로 식혀서 복용하면 조금이나마 도움을 줄 것이다.

꼭 지켜야 할 것은 어떻게 복용하느냐 하는 것이다. 우리의 몸은 조건 반사적으로 표리가 정반대로 나타나기 때문에, 속이 뜨거우면 손바닥이 냉해지고, 속이 냉하면 손바닥이 뜨거운 상태로 나타난다. 양인 위, 소장, 대장, 쓸개, 방광의 상태가 열이 있으면, 음의 장기인 간, 심장, 비장, 췌장, 폐, 신장 등은 반대로 냉의 상태로 나타난다. 온도를 감지할 수 있는 것은 몸속에 있는 양에 의해서 나타나게 되며, 반대로 몸 밖의 손바닥에서 나타난다. 표리가 같이 나타나면 건강한 것이고, 표리가 반대로 나타나면 병이 있는 것이다. 단 표리가 같이 나타났을 때 위험한 것은, 냉한 경우는 죽음으로 가는 중이며, 맥박이 느리고 희미하며 열이 있는 경우는 맥과 호흡이 빠르고 맥이 끊기는 것 같고, 혈이 홍수 친 것과 같아 혼수상태가 되며 위험하다.

복용하기 전 좌측 손등에 우측 손바닥을 갖다 댄 후 손바닥의 온도를 확인하고 나서 손바닥의 온도대로 식혀서 복용하면 된다. 이때 복용하기 전 상부에 부담이 있으면 조금 조금씩 복용해 상부에 머무르는 시간을 많이 주고, 중부에 부담이 있을 때에는 세 번에 복용하고, 하부에 부담이 있으면 단숨에 복용하면 도움을 많이 줄 것이다. 열이나 냉의 증세가 심할 때에는 쪄서 말린 홍삼과 쪄서 말린 더덕을 이용하면 도움을 준다.

심근경색은 심장 근육이 굳어지는 증세이다. 심장 밖의 벽에 흐르는 3가닥의 혈관인 관상동맥으로 혈이 잘 흐르지 못해 부분적으로 막히는 증세를 말한다. 처음에는 가슴이 쪼이는 듯 답답하다가 가슴이 아프고 숨을 잘 쉬기 어려우며, 심하면 생명까지 위험한 증세다. 심장 벽(壁)에 압이 차면 상대적으로 소장은 약해지기 때문에 음식물이 잘 내려가지 않아 소화 장애(消化障碍)가 나타나기도 한다. 심장 관상동맥에 이상이 오면 방광 기능이 아주 약해진다. 거꾸로 콩팥의 기능은 항진으로 나타난다. 심장의 관상동맥은 방광이 관리한다.

방광 열 허(膀胱熱虛)가 나타나면 짠 음식과 쓴 음식을 줄여 주어야 하고, 붉고 어두운 색의 음식도 줄여 주는 것이 좋다. 너무 오래 앉아 있는 경우 엉덩이 뼈 밑으로 흐르는 방광 혈(膀胱血)이 차단되어 심장 벽의 관상동맥에까지 혈의 흐름이 약해져 무리를 주게 된다. 그러므로 최소한 1시간에 한 번은 일어나 주고 엉덩이에 힘을 주는 운동을 해 주는 것이 방광에도 무리가 덜 가고 심장의 관상동맥에도 혈이 잘 흐르도록 도움을 줄 수 있다. 이는 매우 중요하다.

협심증은 심근경색증의 전초 증세이며 주의 사항 또한 같다.

대맥과 부정맥이 있다. 대맥은 일정하게 맥박이 뛰지 않고 빨리 뛰었다 늦게 뛰었다 하거나, 혹은 뛰지 않고 쉬었다 다시 뛰곤 하는 매우 불규칙한 상태를 말한다. 부정맥은 일정한 간격으로 맥박이 뛰지 않고 쉬는 증세를 말한다. 대맥의 경우는 지속적으로 오래 혈이 차단된 곳이 있어서 혈을 흘려보내는 데 심장에 무리가 오는 증세, 또는 척추뼈가 심하게 왜곡되어 움직이는 데 부담이 되고 숨이 막히는 듯한 증세가 나타난다. 그런가 하면, 오랜 시간 치료를 안 하고 방치한 까닭에 장기가 심하게 병들어 혈의 흐름이 나빠지면서 심장에 무리를 주고, 동맥경화·고지혈·고혈압 등으로 인해 혈액순환에 있어서 지속적으로 무리가 나타난다. 대맥은 위험한 증세이기 때문에 꼭 전문의의 진단을 받고 치료해야 한다.

그러나 부정맥은 어느 장기가 약해져 있어 심장이 펌프질하는 게 힘들어지면서 한 번씩 일정한 간격으로 쉬게 되는 병이다. 만일 쉬는 간격이 점점 좁아지면 이 역시 위험한 상태이므로 꼭 전문의의 진단을 받아 보아야 한다. 이러한 때는 무리한 운동을 금하는 것이 좋다. 생, 맥, 산인, 인삼, 오미자를 가루로 만들어 1스푼씩 먹으면 도움을 줄 수도 있으니 음용해 볼 만하다.

과로사나 심장마비, 심장쇼크 같은 경우 흔히들 사망 후 사인(死因)을 밝혀내지만, 그 원인은 심장에 피는 들어가는데 들어간 만큼 내보내지 못하므로 심장에 피가 고이게 되기 때문이다. 이는 아주 위험하다. 이것을 심습증이라고 한다. 이 증세는 빨리 조치하지 않으면 생명을 잃게 된다. 이 경우 웃음이 많고 소화가 잘 안 되며, 가슴이 답답하고 공기를 싫어한다. 또 더운데도 옷을 덥게 입고 춥다고 하며, 머리가 무겁고 통증이 있다는 호소를 하기도 한다. 쓰거나 붉은색 식품은 나쁘므로 섭취를 좀 줄이거나 안 먹는 것이 좋다. 또 웃음을 자제하고 간접적으로 육류 및 쓴 식품의 섭취를 줄이는 것이 바람직하다. 짠 음식의 섭취를 줄이고, 자극적인 음식을 멀리하며, 가급적으로 과로나 과한 운동을 피해야 한다. 푸른 채소에 연한 식초를 섞어 먹으면 도움이 된다.

간(肝)

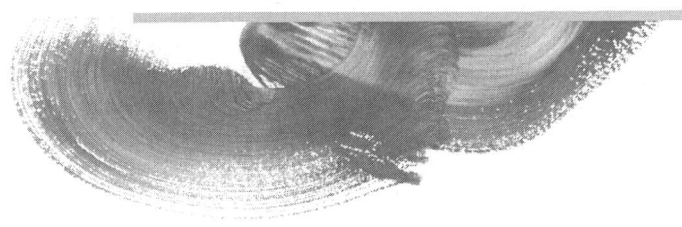

　간은 우리 몸의 화학공장 같은 것이다. 위에서 음식물을 추출한 성분이 문맥을 통해 간으로 들어오면, 먹혀 죽어서 기능을 못 하는 성분들을 받아 살아서 기능할 수 있는 성분으로 다시 만드는 작업을 한다. 간에 들어온 여러 가지 성분들을 분리하기 위해 제일 먼저 하는 작업이 담즙을 빼내는 작업이다. 담즙을 빼낸 후에야 나머지 성분들을 두 종류의 성분으로 분리할 수 있게 된다. 그것은 기능이 다른 여러 가지 성분들이 하나로 뭉쳐 있는 것을 음양의 두 성분으로 각각 분리하는 것을 말한다.
　제일 먼저 분리된 성분인 담즙은 12지장으로 가서 췌장에서 만들어진 인슐린과 혼합된다. 그것이 다시 12지장 벽을 통해 추출되어 간으로 들어가서 각각 음양으로 분리되어 있는 성분들과 적혈구·백혈구와 다시 혼합해 심장으로 간다. 간은 죽은 음식들을 다시 살아 있는 성분으로 제조하는 일을 함으로써 아주 중요한 역할을 한다. 창조주의 프로그램에 의해 인간이 감히 상상할 수 없는 어마어마한 일을 간이 하고 있는 것이다. 어떻게 죽은 것이든, 또는 죽임을 당함으로써 기능을 잃은 성분들을 다시 기능 성분으로 만든다는 것, 이것은 무슨 말로도 다 표현하기 어려운 엄청난 일이다. 이로 인해 창조주(創造主)의 놀라운 힘에 감히 고개가 저절로 숙여진다.

담즙은 콜레스테롤, 레시틴, 수분이 1:1:1로 섞인 것을 말한다. 콜레스테롤은 세포가 제 모습을 유지하게 하는 일을 하며, 레시틴은 세포가 딴딴하게 굳어지는 것을 막아 주는 일을 한다. 또 수분은 세포의 올을 통통히 하는 일을 한다. 콜레스테롤이 레시틴보다 많으면 레시틴보다 많은 콜레스테롤이 혈속에 남아 혈이 탁해져 혈압이 높아지고 근육이 경직된다. 반면에 레시틴이 콜레스테롤보다 많으면 세포가 힘이 없고 처지며 혈압이 떨어지는 증세가 나타난다. 수분이 많으면 살이 찌며 피부가 습하고 잘 짓무른다. 반면에 수분이 부족하면 세포가 마르고 건성으로 변한다.

콜레스테롤이 레시틴보다 많으면 많은 만큼 혈속에 남아 있게 되는데, 이때 남아 있는 콜레스테롤은 유해 성분이다. 콜레스테롤은 육류에 많이 들어 있고, 레시틴은 콩류에 많이 들어 있다. 그러므로 육류를 먹을 때는 꼭 같은 양의 콩류를 같이 섭취하는 습관을 길러야 한다. 콜레스테롤이 많은 사람들은 레시틴 음식인 볶은 콩가루를 먹으면 된다. 콩을 비린 맛이 안 날 정도로 볶은 후 곱게 갈아서 자주 복용 하면 좋아진다. 이때 수분도 충분히 섭취하는 것이 좋다.

간경화는 간 표면이 굳어지는 증세이다. 간 기능이 떨어질 때, 또는 위장에서 추출된 성분이 문맥을 통해 간으로 전달되지 못할 때, 심장 기능이 저하되어 제 기능을 못 해 간의 성분을 못 받아 줄 때, 12지장에서 담즙과 인슐린이 추출되어 간으로 들어오지 않을 때 간으로 들어오지 않으면 알부민 생산을 안 하게 된다. 이같이 알부민을 잘 생산하지 못하면 복수가 찬다. 알부민은 담즙과 인슐린을 간으로 흡수, 전달하는 일을 한다. 일정량의 담즙과 인슐린 성분들이 간으로 전달이 잘 안 되면 알부민 생산을 많이 하든지 알부민 생산을 못하게 되고, 그로 인해 간의 소통이 안 되면서 간이 굳어진다.

간염이 오래되어 간 기능이 떨어져 간세포가 굳어지는 경우도 있으며, 췌장에서 인슐린의 생산 잘 안 되어 오는 경우도 있다. 또 췌장의 돌연변이 세포 때문에 췌장 기능을 못 해 간에 인슐린을 전달하지 못한 경우에도 간경화가 진행된다. 또한 간의 돌연변이 세포 때문에 간경화가 되기도 한다. 이럴 경우 복수가 차고 음식을 잘 먹지 못하며, 숨이 차고 쉬 피로하며, 울화가 잘 나고 어지러워진다.

간염 또한 종류가 매우 많다. 간염이란 간이 약해지면 우리 몸속으로 들어온 바이러스 중 그 맛과 온도가 맞아 간세포에 들러붙어 갉아먹음으로써 염을 유발하게 되는 것이다. 이럴 경우 바이러스의 종류에 따라 여러 형태, 즉 A형, B형, C형, D형, E형 등으로 발생한다. 발병하고 나면 피로해지고 음식물에서 추출된 성분들을 우리 몸에 필요한 성분으로 변환시키는 일을 제대로 못 해, 몸에 힘이 없고 처지며 영양이 부실해져 점차 다른 장기들마저 약해진다. 그로 인해 위장에서도 소화 기능이 약해진다.

간이 약해지면 위도 약해지고, 겁을 많이 내고 신경이 무뎌지며, 소극적이고 일을 두려워하며 움직이는 것을 싫어한다. 근육과 무릎이 약해지며, 발목을 잘 삐고 감각이 무디어지면서 냉정하고 쌀쌀한 기운이 감돌게 된다. 이러한 때에는 푸른 야채에 묽은 식초를 뿌려 먹는 것이 도움을 줄 것이며, 또 희고 매운맛을 줄여 주는 것이 바람직하다.

간염을 오래 방치하다 보면 돌연변이 세포가 생기는데, 그로 인해 생명을 잃는 경우도 있다. 간이 약해지기 때문에 담낭 이외의 간의 세포 사이사이에서도 담석이 생긴다. 위에서 흡수한 성분들을 간에서 처리하지 못하고 심장으로 제대로 보내지도 못해 간에 고이는데, 이것을 흔히 지방간이라고 한다. 이것은 간습증으로서 심하면 간경화 및 간암으로도 발전한다. 이 증세를 지닌 환자는 성격이 사나워지며 피로를 잘 느낀다. 간암이 생기기 시작하면 성격이 포악해지고 신경 또한 예민하게 변하며, 음식을 소화하지 못해 부담을 느끼고 고통이 심해진다. 간암이 생기면 폐와 신장의 기능이 약해져서 소변이 잘 안 나오려 하며 빈혈 증세가 나타나고 하체가 빈약해진다.

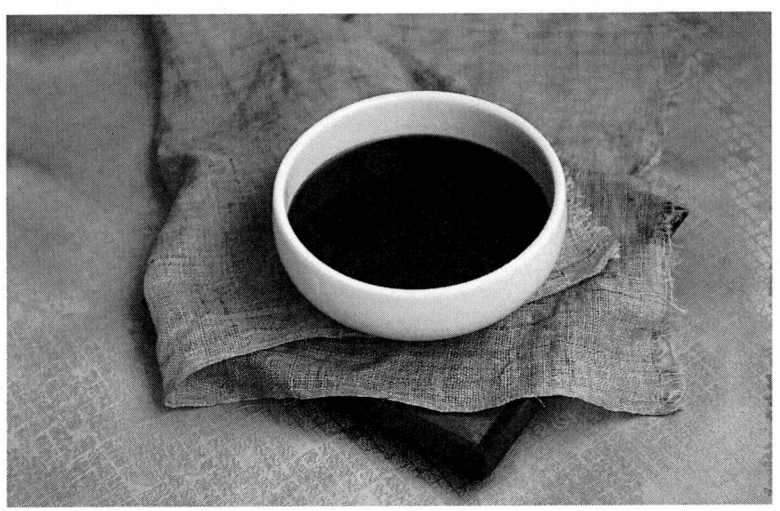

신장(腎臟)

　　신장은 우리 몸에서 청소부 역할을 하는 장기이다. 신장은 동맥 관(動脈管)을 통해 내려온 성분들을 분류해, 찌꺼기는 방광 주머니로 보내서 몸 밖으로 배출시키고, 각 장기에서 흡수되지 못하고 기능이 남아 있는 성분들을 다시 걸러 정맥 관(靜脈管)을 통해 다시 되돌려 올려 보내주는 역할을 한다. 신장은 여인의 자궁을 감싸고돌아 난소 및 자궁, 그리고 뼈와 귀를 관리하며, 타액이 나오는 혀 밑의 침샘을 관리한다.

　　신장은 흉추 12번과 요추 1번 사이에 위치하며, 발바닥 용천혈에서 시작해 발 안쪽으로 흘러 생식기를 감싸고돌아 기관지를 감싸 보호한다. 또한 타액의 생산에 관여해 침의 양을 조절하고, 귀를 감돌아 귀를 관리해 잘 들리게 한다.

뿐만 아니라 안구의 수정체를 관리하여 사물을 볼 수 있게 도와준다.

　신장은 몸속의 혈을 걸러 주는 필터와 같다. 그러므로 신장 기능이 떨어지면 혈을 걸러주는 필터의 기능이 떨어져 혈이 탁해진다. 혈이 탁해지면 심장에 부담이 와서 혈압이 높아지며, 혈압이 높아지면 몸이 무겁고 결리고 통증이 온다. 허리의 비틀어짐에 의해 부담 및 통증이 나타나며, 한편으로는 흡수 못 한 성분을 걸러 주지 못해 몸 밖으로 내보냄으로써 어지럽고 힘이 없어져 의식을 잃는 경우까지 간다. 이는 매우 위험한 상태이다.

　수분을 적게 마시고 음식을 짜게 먹는 습성이 있는 사람들이 신장이 나빠지면, 신장에 찌꺼기가 머무는 시간이 길어지고 충분히 걸러 주는 기능이 떨어지면서 소변을 잘 내리지 못하게 된다. 그래서 소변이 조금씩 오래 고이면 짠 성분 때문에 신석이 생긴다. 요로에 생기면 요로라고 한다. 바닷물은 한 곳에 고여 있지 않고 계속 흐르기 때문에 증발이 덜 된다. 그저 간간한 맛의 바닷물이지만, 어떤 한 곳에 가두어 두면 서서히 수분이 증발하면서 짠 성분의 입자가 생긴다. 이러한 과정을 잘 살펴보면 신석이 생기는 원인을 알 수 있고, 나아가 신석이 생기지 않고 생활할 수 있는 지혜를 얻게 되며, 이는 치료에도 도움이 될 것이다.

신장이 나빠지면 통풍, 고혈압, 류마티스, 관절염, 신우염, 허리 통증, 골다공증, 이명, 난청, 청각장애, 기관지 협착증 등 수많은 병이 생긴다. 통풍은 찌꺼기 중의 하나인 요산을 몸 밖으로 배설해야 하는데, 콩팥이 붓든지 신장이 약해 걸러 주는 기능이 떨어지면, 요산을 많이 생성할 수 있는 성분이 강한 과일이나 알코올 성분들이 콩팥이 처리할 수 있는 범위를 넘어 혈속에서 돌아다니다가, 뼈에 쌓여 관절의 변형이 생기는 것이다. 이때 통증이 생기며, 그 부분에 부담이 생겨 거동에 불편을 주게 된다.
　휘발성이 있는 맛이 강한 과일과 알코올 섭취를 줄이고, 짠 음식과 어두운 색의 음식을 적당히 섭취하고 물을 충분히 마셔야 한다. 허리 운동 또는 허리에 힘을 주는 운동을 해서 일정하게 신장에 자극을 주는 것이 바람직하다.

폐(肺)

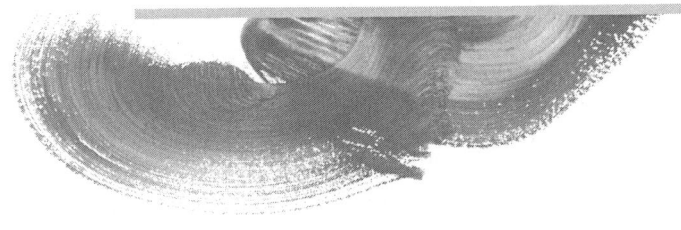

　폐는 인간의 생명이 시작할 때 숨을 들이마시는 것부터 시작해서, 살아가는 데 있어서 하늘의 기를 받는 중요한 역할을 하는 장기이다. 폐가 잠시라도 쉬면 위험하다. 제일 먼저 공기를 들이마시고 몸속의 유해 가스를 내뱉기 위해 호흡을 하면서 생명을 받기 시작하여 생명의 끈을 연결하다가, 그 끈을 놓는 순간 인간의 생명이 끝나는 것이다.

　폐는 하늘의 기인 공기의 산소와 물속의 기인 수기의 산소와 결합해 생명력을 불어넣어 주는 역할을 한다. 그럼으로써 몸속의 혈이 굳어지지 않게도 하고, 묽어지지도 않게도 해 살아 있는 성분으로 만들며, 몸속의 불필요한 유해를 몸 밖으로 보내는 일도 한다. 폐는 우리 몸의 피부를 관리한다. 피부를 통해 뜨겁고 차가운 감각을 뇌로 신호를 보내 환경에 빨리 적응, 대치할 수 있게 함으로써 스스로 방어하고 조절하여 더위와 추위를 견디게 한다. 즉 날이 뜨거우면 피부의 문을 열어 몸속의 열량을 밖으로 보내 열을 식혀 주고, 날이 차가우면 피부의 문을 닫아 몸속의 열량이 소모되지 않도록 한다. 피부의 센서를 통해 몸속의 변화를 조절, 관리해 환경에 적응하게 하는 것이다.

폐는 몸속으로 산소를 공급하면서 몸속에 있는 유해 가스를 몸 밖으로 내보내는 일을 한다. 폐가 약해지면 위 상부 괄약근이 약해진다. 음식이 들어와 끓어 가스가 차면 밑으로 음식물을 밀어 밑으로 밀려나가게 해야 하는데, 하부가 잘 안 열려서 가스가 차기 시작하면, 하부의 긴 소장보다 짧은 식도가 있는 위 상부의 괄약근이 약해져 쉽게 열리면서 트림을 하게 된다. 가스가 빠지는 현상인 것이다. 트림을 자주하면 위의 압이 떨어져 소화가 잘 안 되며, 계속 방치하다 보면 위장 벽에 무리를 줘서 돌연변이가 생길 수도 있다.

폐는 심장에서 올라온 혈에 살아 있는 생명력을 주입시킨 후 각 장기 및 몸 구석구석에까지 심장을 통해 살아 있는 영양을 보내게 하며, 임명장을 주고 각지로 발령장을 주어 내려 보내는 역할과 같은 일을 한다. 폐가 허해지면 충분히 산소를 공급받지 못한다. 물속에 있는 산소와 들이마신 산소를 결합시키는 과정에서 헤모글로빈을 생산해야 하는데, 폐가 허해 헤모글로빈 생산이 저조해 어지러워지는 빈혈이 생기게 되는 것이다.

폐 속에서 산소와 산소가 만나지 않고 하나로 남은 산소를 유해 산소라 하는데, 이것이 바로 혈전을 만든다. 혈전은 동맥 속의 찌꺼기를 말한다. 심장이 약해 산소가 하나인 것이 찌꺼기와 결합해 혈관 벽에 쌓이기도 하고, 돌아다니며 혈관을 자극해 혈관을 수축하게도 하며, 수축해 영양의 공급을 막기도 한다. 폐가 뭉치면 숨을 몰아쉬고 우측 뇌로 과혈이 흐르므로 머리에 무리가 오고, 위 상부의 괄약근이 뭉치므로 음식을 먹으면 체한 듯 답답하다. 또 피부에 발진이 잘 생기고 대장이 약해져서 대변의 상태가 나쁘고 어깨에도 무리가 생긴다.

결핵, 늑막염, 패혈증, 폐렴 등 수많은 증세들이 있지만, 일단 폐에 병이 오면 제일 먼저 매운맛을 즐기고 있는지 아니면 매운 음식을 싫어하는지, 얼굴이 창백한지 또는 얼굴이 탈색된 것 같은지, 또는 냉정한지 아니면 아무 데나 기웃거리고 간섭하는지를 관찰하는 것이 중요하다.

먼저 매운맛을 즐기고 있는지 또는 얼굴이 창백한지, 아니면 냉정한지를 살펴서, 그러하면 폐의 실증이다. 이러할 때에는 매운맛을 줄여 주는 것이 중요하고, 쓴맛과 식초

같은 맛을 먹어 주어야 한다. 매운 음식을 싫어하는지 또는 얼굴이 탈색된 것 같은지, 아무 데나 기웃거리고 간섭하는지를 살펴, 그러하면 폐의 허증이니 이러할 때에는 마늘 1알, 중파 하얀 부분 1개, 양파 반 개, 그리고 무를 본인 주먹만 하게 썰어서 같이 갈아 짜서 하루에 한 번 마시게 하고, 쓴맛은 줄이고 식초의 맛도 줄여주면 도움이 많이 된다.

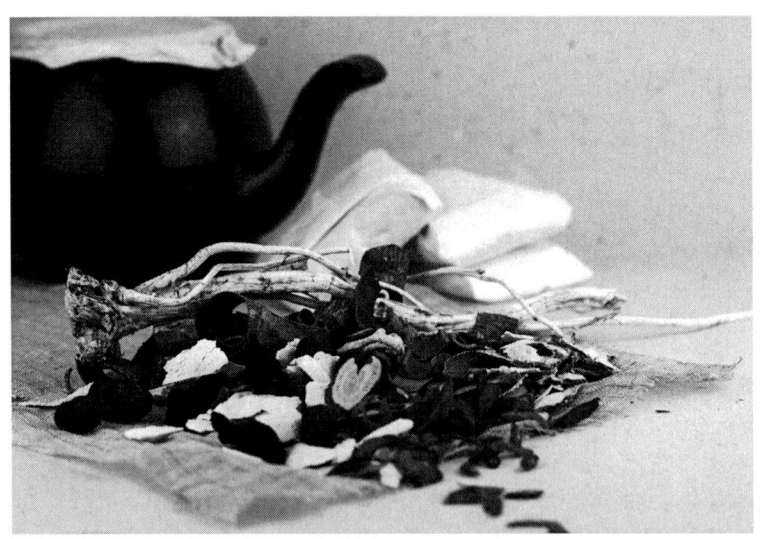

대장(大腸)

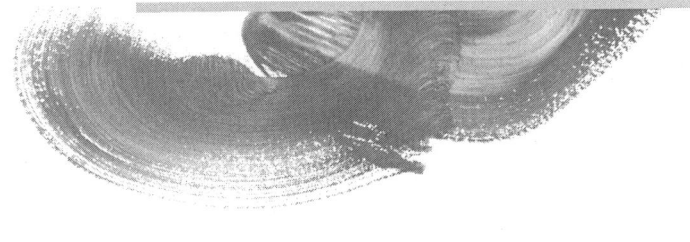

대장은 몸에 들어온 수분의 약 75%를 흡수하며 표피와 근육 사이를, 그리고 위 하부의 괄약근을 관리한다. 요추 4번의 양쪽에 신경이 가 있으며, 어깨의 견정과 어깨를 관리하고 변을 저장하며 배설한다. 대장에 고장이 생기면, 대변이 나빠지고 설변(泄便)을 보거나 변비에 걸린다. 심하면 대변불통이 되고 허리에 통증이 오며, 어깨가 아프고 피부에 두드러기와 발진이 잘 생긴다. 또 음식을 먹으면 체한 듯 답답해지기도 한다.

대장은 상행결장(上行結腸), 평행결장(平行結腸), 하행결장(下行結腸), S결장(結腸), 직장(直腸)으로 구분된다. 상행결장에 이상이 생기면 간에도 영향을 미쳐 쉬이 피로하다. 평행결장에 이상이 오면 명치끝이 아프고 위장에도 영향을 끼친다. 하행결장에 이상이 생길 경우에는 몸이 오그라드는 증세가 나타나며, 이 증세가 심하면 뇌손상으로 보기도 한다. 그 여부는 자세히 관찰해 보면 알 수 있다. 특히 휘발유 냄새에 민감해져 휘발유 냄새를 맡으면 온몸이 꼬이며 쓰러지기도 한다. S결장에 이상이 올 경우에는 난소에 부담이 가고 대변불통도 생길 수 있으니 주의하고 참조하기 바란다.

치질(痔疾)이 생기면 거동이 불편해지고 항상 묵직하다. 치질은 암치질, 수치질, 치루(痔漏)로 구분된다. 대장 벽에 액을 분비함으로써 보호해 대변이 닿지 않게 해야 한다. 대장이 약해 염이 생긴 후라든지, 액이 묻지 않은 부분에 대변이 닿으면 세균에 의해 염(炎)이 생기고, 이때 대장 벽이 파이고 농(膿)이 생긴다. 구멍이 작아서 안에 농이 있고 밖에 새 살이 나서 막히면 농이 차서 부풀어 나오는 것을 수치질이라고 한다. 반면에, 구멍의 범위가 커서 농이 생기면서 점점 세포 안으로 파고 들어가기도 하는데, 바깥 부분이 막히지 않으면서 농이 안으로 파고들어가 구멍이 열려 보이면 암치질이라고 한다.

치루는 항문 주위에 농으로 인해 구멍이 나는 것을 말한다. 특히 매운 음식과 자극이 강한 마늘 등을 줄여 주고 습한 곳에 앉지 않도록 조심해야 한다. 전문가에게 보여 도움을 청해야 하며, 항문과 치질이 난 부분에 소독 비누액으로 철저히 세척, 소독해 주고, 섬유질이 많은 음식을 주로 섭취하도록 해야 한다.

변비가 심하면 수분을 충분히 섭취해야 한다. 장운동을 위해 충분히 걷고, 섬유질이 많은 음식을 섭취한다. 잔변감이 있고 항상 묵직하면 용정이 있는지 검사를 받아 보는 것이 좋다.

대장은 위 하부의 괄약근을 관리해 식도를 통해 위로 들어온 음식물이 위 하부로 그냥 나가는 것을 막아 준다. 본인의 엄지손가락 첫 마디만 한 괄약근은 음식물이 위 하부 근처로 내려와 문을 열어 달라고 아래위로 움직이면 문을 열어 주고 나가면 문을 닫는 것을 반복하면서, 위 속의 음식물이 위 하부로 그냥 빠져나가려 하는 것을 막아 주는 것이다.

소장(小腸)

　　소장은 몸에서 제일 긴 장기이다. 소장은 위에서 기능성 물질이 추출된 후 반죽되어 묽게 풀어져 내려오면 모든 음식물 속의 성분들을 소화해 우리 몸에 필요한 에너지로 만들어 보내는 역할을 한다. 소장의 소통이 잘 안 되고 소장에 병이 생기면 맥박에 이상이 온다. 심하면 음식을 잘 내리지 못해 음식을 먹지 못하게 되며, 십이지장 때문에 인슐린 소통이 안 되어 손발 저린 증세가 나타난다. 뿐만 아니라 쓸개 액이 소통이 안 돼 간 기능도 떨어지므로 쉬 피로하고 기진맥진한다. 소장이 고장 나면 음식물이 잘 내려가지 못해 소화가 안 되므로 음식을 먹지 못한다. 특히 소장이 약하면 턱에 혈이 약해서, 턱이 떨어져 입을 다물지 못하고 소장이 뭉치면 입을 다물고 열지 못한다. 소장에 이상이 오면 혀에 이상이 나타나 혀가 부풀기도 하고 파이기도 하며, 심하면 혀 바닥에 구멍이 생기기도 한다. 매운 음식이나 자극적인 음식을 먹을 때 창자가 뒤틀려서 잘 먹지 못한다.

　소장은 장기들 중에 가장 긴 장기로서 연동에 의해 음식물을 서서히 통과시키는 작용을 한다. 이때 소장에 압이 생기는데, 그 압이 가슴을 쭉 펼 수 있게 돕는다. 음식물이 통과하는 과정에서 소장 벽에 액이 분비되어야 음식물이 장에 안 닿게 되고, 그래야 이상이 안 생긴다. 만일 액의 분비가 잘 안 되면 장이 상해 염이 생길 수도 있다. 소장이 약하면 먹어도 살이 되지 않으며, 몸이 냉해지고 복부에 힘이 없으며, 힘든 일을 못 하고 처진다. 기력이 약해지고, 힘을 주다 보면 장이 뭉치고 꼬이기 쉬우며, 장염이 잘 생긴다. 소장이 뭉치면 복부에 팽만감이 있으며 속이 답답하고 어깨의 견갑골에 무리가 생겨 목뒤가 무겁고 등이 답답해진다.

방광(膀胱)

　　방광은 신장에서 걸러져 나온 찌꺼기를 받아 모아 밖으로 내보내는 일을 한다. 수도관에서 방광으로 연결되고, 방광에서 요도를 통해 배출한다. 방광은 아래로는 엉덩이 밑 좌골을 지나 내려가, 무릎의 구부러진 부분의 안쪽인 오금을 거치고 장딴지를 거쳐 발뒤꿈치로 내려간다. 위로는 척추를 감싸고 올라 경추를 거쳐 뇌선을 따라 흘러 양쪽 눈썹 안쪽에서 끝난다.

　　방광이 약해지면 잔뇨감(殘尿感)이 있어 자주 소변이 나오려 하면서도 잘 나오지 않고, 허리에 힘이 없어 허리가 축 처지며, 목뒤가 아프고 종아리가 뭉치며 오금이 저린다. 이럴 때 위는 긴장된 상태이기 때문에 갑자기 신경을 쓰면 방광에 압이 찬 듯 소변이 마려워진다. 방광이 약해지면 심장도 약해진다. 특히 심장 벽의 관상동맥이 약해 혈관에 막힘이 오는 심근경색증이 나타나고, 심장에 무리를 주며, 심한 경우 위험한 상태에 이른다.

전립선(殘尿感)은 오줌주머니와 요도 사이를 연결하며 요도의 문을 여닫는 일을 한다. 방광에 소변이 고여 일정한 압이 오면 문을 열어 배뇨하게 하고, 방광에 압이 약하면 문을 닫아 열어 주지 않는다. 그곳을 통해 정낭에서 정자를 요도로 내보내는 일도 하며 이 모든 것을 신장이 관리한다. 전립선 비대증은 혈이 전립선으로 미약하게 흘러 전립선이 부푼 것을 말하며, 전립선으로 혈이 원활하게 공급되면 부풀어 요도를 막은 것이 줄어 열려져 소변의 소통이 원활해진다.

좌골신경통이란 의자나 자리에 앉을 때 닿는 엉덩이 뼈 부분에 혈이 잘 통하지 못해서, 통과할 때 통증이 일고 무리가 오는 증세이다. 오랜 시간 의자에 앉아 근무하는 사람들에게 많이 온다. 허리의 요추 5번 선인 방광에 이상이 있어 틀어지면서 엉덩이 닿는 골반 뼈 밑 부분에 부담을 주는 경우가 있다. 좌골은 앉을 때 닿는 골반뼈를 가리키는 말이다. 신경통이란 피가 흐르면 감각이 있고 피가 안 흐르면 감각이 없듯이, 혈이 흐를 때 생기는 통증을 말한다. 방광 혈이 흐르는 엉덩이 부분이 차단되려고 할 때 좁아진 혈관으로 혈이 통과할 때 압이 생기며, 이때 압에 의해 통증 또는 저린 증세가 나타난다.

하늘에는 뜨거운 태양이 있고 공기가 흐르며, 땅에는 나무가 자라며, 나무는 물을 먹고 자라고 흙은 물을 머금으며, 물은 계곡을 흐르고 큰 바다로 모이며 오늘도 쉬지 않고 돌아간다. 날이 더워지면 물은 잘게 부서지고, 부서지면 열이 나며 공기보다 가벼워서 하늘로 올라가 구름이 되고, 구름의 작은 물방울들이 뭉친다. 이 물방울들이 큰 물방울로 뭉치고, 다시 땅으로 내려오며, 날씨가 차가워지면 서로 분열하고, 꽁꽁 뭉쳐지면 차가운 기를 발산하고, 차가운 기가 생기면 서로 뭉치게 된다.

땅 속에 고여 있는 물을 너무 많이 빼내면 나중에 고갈되지만, 넘친 만큼만 소비하면 계속 넘쳐 나온다. 인체도 이와 마찬가지로 더우면 땀을 흘리고 추우면 막아 준다. 또 인체는 너무 많은 양의 땀을 흘리면 탈수 현상이 일어나며, 수분은 있으나 더워도 수분을 몸 밖으로 빼내 주지 못하면 피부에 습진이 생긴다. 우리의 인체는 자연과 똑같다. 어떻게 몸을 쓰고 관리하느냐에 따라 건강하게도, 병들게도 하는 것이다.

우리는 아침, 점심, 저녁 세 끼니의 음식을 먹고 산다. 높은 지역에 사는 사람도 있고 낮은 지역에 사는 사람도 있다. 더운 지역에 사는 사람도 있고 추운 지방에 사는 사람도 있다. 이마가 넓고 눈이 크며 입술이 두텁고 입이 큰 사람도 있다. 이마가 좁고 눈이 작으며 입이 얇고 입이 작은 사람도 있다. 이마가 넓다는 것은 더운 지방의 혈통이고, 더우면 심장이 늘어나 커지게 마련이며, 심장이 크면 이마가 넓다. 이마가 좁으면 심장도 작다. 추운 지방에서는 심장의 수축 때문에 심장이 작다.

더운 지방 사람들은 눈과 입이 크다. 원래 더운 지방은 먹을거리가 많기 때문에, 먹을 것을 많이 먹으면 마음의 여유가 있으며 위가 커진다. 위가 크면 눈이 크고 입 또한 크다. 추운 지방은 먹을 것이 부족하기 때문에 입과 눈이 작다. 먹을 것을 적게 먹으면 위가 수축되어 적게 먹는 것이다. 위가 작으면 눈이 작고 입이 작다. 이와 같이 지형에 따라 인체의 모습도 달리 나타난다.

더운 지방의 음식들은 먹으면 냉한 성질이 있기 때문에 혈이 늘어지고 심장이 늘어난다. 만약 더운 지방 사람들이 추운 지방의 음식을 섭취하게 되면, 추운 지방의 음식은 열을 내는 성질을 갖고 있기 때문에 늘어진 데다 더 늘어지게 된다. 그러면 심장에 무리가 오고 심하면 위험하기까지 하다. 더운 지방의 사람들은 냉한 음식을 섭취하므로 더위를 잘 견디고, 추운 지방 사람들은 열이 있는 음식들을 섭취하기 때문에 추위를 잘 견딘다.

　높은 지역과 낮은 지역을 살펴보자. 같은 나무를 하나는 높은 지역에 심고 다른 하나는 낮은 곳에 심으면, 고지대에 심은 나무는 작게 자라고 저지대에 심은 나무는 크게 자라는 것을 볼 수 있다. 인간도 마찬가지다. 고지대에 태어나서 사는 사람들은 덩치가 작고 저지대에 태어나서 사는 사람들은 덩치가 크다. 다시 말하면 고지대 사람은 장이 짧고 저지대 사람들은 장이 길다. 고지대의 식품들은 빨리 흡수, 분해하는 성질을 띠고 있기 때문이다. 고지대 사람들은 고지대에서 나는 것들을 주로 섭취하기 마련이다.

　마찬가지로, 저지대 사람들은 저지대에서 나는 것들을 주로 섭취한다. 저지대 음식들은 천천히 흡수, 분해되기 때문에 윤활이 많이 있다. 장이 짧은데 천천히 흡수되는 음식을 섭취하게 되면, 흡수되기 전에 배출되므로 영양 흡수가 잘 안 된다. 반대로 장이 긴 사람은 음식이 천천히 흡수되는 것을 먹어야 되는데, 흡수가 빨리 되는 음식을 먹으면 쉽게 허기지고 힘이 없어진다.

　고지대에 사는 사람은 고지대에서 나는 음식을 먹을 때 몸에 부담이 없어 그 지역에서 잘 지낼 수 있는 것이며, 저지대의 사람들도 마찬가지로 자기가 살고 있는 지역의 음식을 먹음으로써 부담이 없어 괜찮은 것이다. 단지 지형이 다르고 고지대에서 저지대의 음식을, 저지대에서 고지대의 음식을 먹을지라도, 다른 종류의 음식을 일정하게 규칙적으로 먹어 인체가 감지해 변화를 줄 때는 예외이다. 예를 들면 높은 곳에서 나는 매우 맑은 생수를 마시던 사람이 다른 지역의 낮은 곳에서 나는 맑은 생수를 마셨는데 배탈이 날 수 있다. 그 이유는 다른 압에 의한 다른 성질의 생수를 받아들일 준비를 못 해 부담이 되었기 때문이다. 하지만 계속해서 먹을 경우 인체에서 감지하고 받아 줌으로써 부담이 없어진다.

이렇게 어떤 음식을 먹을 것인가, 어떤 지역에서 나는 음식을 먹을 것인가, 어떤 계절에 나는 음식을 먹을 것인가 하는 것을 살펴보면 우리가 얼마나 먹는 것에 신경을 안 쓰고 되는 대로, 느낀 대로 먹으며 살아 왔음을 알 수 있다. 책임 없이 무조건 좋다고 현혹하는 것 때문에 문제가 많다.

더울 때에는 냉한 성질의 것을 먹어 주고, 추울 때는 열이 있거나 윤활이 많은 음식을 섭취해야 한다. 압이나 통증이 있을 때는 저지대의 음식을 먹어 줌으로써 압을 견디고 부담을 줄여 줄 수 있으며, 힘이 없고 처질 때는 고지대의 음식을 먹어 빨리 흡수되게 해 열량을 공급함으로써 처짐을 이길 수 있게 한다. 다시 말하면 제 계절에 나는 음식과 지금 본인이 살고 있는 환경에서 생산되는 것들이 제일 좋은 음식이다.

더러운 물에서 자라는 미나리를 먹을 것인가? 깨끗한 물에서 자란 미나리를 먹을 것인가? 더러운 물에서 자란 미나리는 나쁜 것을 걸러 분해하는 성분이 있기 때문에 더러운 시궁창에서도 잘 자라는 식물이다. 그러므로 우리 조상들은 음식에 혹시 미량의 독이 있을까 걱정되어 미나리를 넣어 먹었다. 조상들의 지혜가 돋보인다. 미나리는 시궁창같이 더러운 환경의 성분들을 분해할 수 있는 기능이 있기 때문에 더러운 환경에서도 잘 자라며 싱싱하다. 똑같은 미나리라 하더라도 맑은 물에서 자란 돌미나리는 더러운 데서 자란 미나리에 비해 나쁜 성분들을 분해할 수 있는 기능이 떨어진다.

연뿌리인 연근은 물속의 땅이나 습한 곳에서 서식한다. 연근은 습한 곳에서 부풀지 않고 썩지도 않으며 건강하고 싱싱하게 잘 자란다. 바로 습한 곳에서 잘 자란다는 것은 연근이 습(濕)을 분해하고 습으로부터 방어할 수 있는 성분을 충분히 갖고 있다는 말이다. 코피를 흘리고 땀을 과도하게 많이 흘린다든지 하혈이 있을 경우 연근을 각자의 주먹만 하게 썰어서 갈아 마시면, 모세혈관이 터지고 세포가 열리는 증세를 막아 준다.

버섯을 보면 종류도 가지가지, 기능 또한 가지가지이다.

버섯은 깨끗한 곳에서 자라는 것도 아니고 싱싱한 곳에서 자라는 것 또한 아니다. 아무 곳에서 아무렇게 자라는 것이 아니라, 저마다 자라는 습성이 달라 그 기능도 다르다. 버섯은 죽은 나무에서 서식하며, 더러는 퇴적된 낙엽 속에서도 자라고 고목에서도 자란다. 상한 상태에서 성분을 분해하는 성질을 갖고 있어 잘 알고 섭취해야 도움이 된다. 버섯이 썩어 분해되어 있는 물질에서 그 성분을 분해하며 살아가는 기능이 있다는 것은 대자연의 법칙에 속하는 것이다.

버섯은 우리 몸 세포가 분열되는 것을 막고, 분열되어 괴사가 되는 세포도 소생하게 도와주며, 각 장기마다의 기능을 못 하고 분열되려는 것을 막아 주는 기능을 할 수 있다. 자라는 세포에는 빨리 분열을 일으키기 쉬우니 아무나 막 먹으면 좋은 줄 알지만, 그것은 잘못이다. 주의해야 한다. 습한 곳에서 자라는 버섯은 피부나 근육 각 장기가 짓무른 데 도움을 줄 수 있다. 그늘지고 공기가 잘 통하고 온도가 45도가 되어야 자라는 버섯은 폐에 열이 있을 때 도움이 된다. 이와 같이 버섯의 자라는 습성, 어떤 환경에서 잘 자라는 것인지를 관찰하게 되면 버섯으로 상황에 따라 충분히 도움을 받을 수 있다. 그러나 잘못 알고 많이 먹으면 세포의 분열을 촉진 또는 억제할 수도 있으니 멋대로 먹지 말고 알맞게 먹어야 한다.

　온실에서 자란 생물들은 자연 조건이 아닌, 임의로 만든 환경에서 자라다 보니 자연과 달라 기능이 떨어질 뿐 아니라 그 성질마저도 변하게 되어 있다. 우리 자신을 한번 살펴보자. 좋은 환경에 부모의 과보호를 받으면서 성장하다 보니 생각을 덜하게 되고, 편한 것만 찾고 요구가 많아지며, 스스로 극복해 나가는 힘이 부족해지고 사회와 뒤떨어진 생활을 하게 된다. 그러다 보니 상대방을 이해하려 하지 않고 삐뚤어지며, 허약하고 스스로 개척하려는 마음이 떨어지고 나약한 인간으로 만들어 지는 것과 같은 것이다. 우리가 지금 살고 있는 오염된 환경에서 서식하고, 그 환경을 배경으로 싱싱하게 자란 것들이야말로 지금 환경오염에 의해 발생한 병들을 이길 수 있는 성분들이 생겨서 우리를 이롭게 할 수 있다.

　건조한 상황에서 자란 선인장은 건조된 피부 및 조증의 병 증세에 도움을 준다. 습지에서 자란 연근 같은 것들은 몸의 습증(濕症), 출혈, 하혈 증세 등에 도움이 된다. 썩고 더러운 곳에서 자라는 미나리 종류의 것들은 독성을 제거하는 기능이 있듯이, 우리가 사는 환경에서 재배된 것들이 환경으로부터의 부담을 줄여 줄 수 있는 것이다. 흔히 좋은 환경에서 자란 것이기 때문에, 또는 친환경에서 자란 것이라고 말들을 많이 한다. 좋은 이야기이며, 다 그런 환경에서 자란 것을 원할 수도 있다. 그런데 여기서 중요한 것은, 바로 친환경이란 현재 우리가 처해 있는 친숙한 환경이어야 한다는 점이다.

이와 같이 친숙한 환경에서 자란 식품을 섭취하게 됨으로써 부담도 줄이고 병도 예방하고 건강하게 살 수 있는 것이다. 그런데 그것을 모르고 멋대로 살다 보니 몸이 상하게 되며, 병이 걸려도 치료가 잘 안 되었던 것이다.

만약 고산지대에서 사는 사람이 저지대의 음식을 섭취한다고 생각해 보자. 고지대인 만큼 저지대와 산소의 차이도 있고 지형에서 오는 압의 차이도 있다 저지대에서 자란 것을 섭취하면 빨리 흡수가 안 되고 배설됨으로써 영양 흡수를 못 하고 만다. 그러나 그 지역에서 나는 것은 그곳의 환경을 이기고 자랐기 때문에 섭취를 하고 나면 흡수가 잘 되고 영양 면에서도 도움이 되는 것이다.

반면, 저지대에서 사는 사람이 고산지대에서 자란 음식물을 먹었다고 생각해 보자. 저지대의 사람들은 덩치가 크고 장이 길어 고지대의 사람들보다 음식물이 통과해 지나가는 시간이 길기 때문에 윤활이 많은 음식물이 필요하다. 그런데 고지대의 음식물들은 윤활이 부족하고 섭취 후 분해가 빨라서 빨리 소비됨으로써 처진다. 또 압을 상승시킬 수 있는 요인을 갖추고 있어 몸에 무리가 생긴다. 그러나 저지대의 음식을 먹으면 아무런 부담도 없이 흡수가 잘되므로 도움을 주는 것이다. 이처럼 음식을 섭취할 사람이 살고 있는 환경과 같은 환경에서 자란 것들이 '친환경'에서 자란 것이라고 말할 수 있다.

무공해 식품, 친환경에서 자란 식품 등 좋다는 식품은 우리들 주위에 산재해 있다. 틀림없이 무공해 식품은 공해 없이 깨끗한 지역에서 자란 것이 맞다. 친환경 식품 역시 화학비료 대신 유기농법으로 재배한 것이 맞다. 공해 없는 세상을 만들어야 한다는 것은 누구 할 것 없이 필요성을 느끼고는 있지만 현실은 그렇지 못한 상황이 도래했다. 현대라는 산업화에 정신없이 달려오다 보니 대기의 오염은 극을 향해 가고 있고, 도시는 수많은 매연에 시달리고 있다. 그러면서도 정작 우리는 그 심각성을 잘 모르고 있는데, 우리의 몸은 벌써 표현을 하고 있는 것이다.

바닷가에 살면서 물고기를 안 먹을 것인가? 높은 산에 살면서 산나물을 안 먹을 것인가? 덩치가 작으면서 많은 양의 음식들을 먹을 것인가? 덩치가 크면서 적은 양의 음식을 먹을 것인가? 현재 우리가 살고 있는 환경은 어떤지 잘 알고 있는가? 한번쯤은 생각해 보아야 할 상황이다. 무엇을 먹을 것인가, 어떤 것이 좋은 것인가, 어떻게 먹는 것이 좋은 것인가. 이제는 여러분이 생각해 봐야 할 시점에 서 있는 것이다.

　병이란 것이 외부의 충격에 의해 손상되어 발병하는 경우도 있고 균에 의해 발병하는 경우도 있다. 하지만 제일 중요한 것은 본인의 생활습관과 습성이다. 그에 따라 병이 나타난다는 것을 알아야 되겠다. 세상을 둘러보면 모든 것들이 음양의 짝으로 이루어진다. 대자연의 어떤 것 하나 홀로 살기란 어렵게 되어 있다. 음과 양의 숫자가 비등하면 큰 문제가 없으나, 어느 한 쪽이 많거나 부족해지면 서로 차지하기 위해 쟁탈전이 벌어진다. 비등한 상태에서도 더 차지하려는 움직임은 쉬지 않고 계속 이어져 오고 있다.

　만약 똑같은 모양의 생김새와 체형들이 똑같은 숫자로 음양으로 존재한다고 생각해 보자. 서로 같기 때문에, 음은 양을, 양은 음을 만나면 되므로 쟁탈전을 할 필요가 없고 서로를 견제해야 할 필요도 없어 안정한 분위기가 연출될 것이다. 자기가 자기를 안다는 것은 매우 힘든 일이지만, 그래도 한 번쯤은 자기 자신을 돌아볼 수 있는 시간을 갖는 것이 필요하다고 생각한다. 무조건 상대는 잘생겨야 하고 잘살아야 되며 힘이 있어야 한다는 생각 자체가 얼마나 허무맹랑한 것인지 말하지 않아도 될 것이다. 나는 토끼이면서 토끼인 것을 잊고 상대는 호랑이이기를 바라는 것이다.

내 주위가 높은 위치에 있다고 나도 그 위치에 있다고 생각한다. 본인의 주제를 전혀 생각하지 않은 행동이다.

엄마의 몸에 잉태되었을 때에는 엄마와 일체였고, 모양은 아빠의 형태를 빌렸다. 아버지는 날 만들어 주시고 어머니는 날 길러 주셨기에 하늘 아래 더없이 고맙고 귀하신 분이 없다. 그러므로 죽을 때까지 그분들을 심신을 다해 보필해도 끝이 없는 것이다.

일단 이 세상에 태어나면서 하늘의 기인 공기를 들이마시면서 각자는 창조주로부터 고유의 번호를 받은 신호에 의해서 죽을 때까지 조정 받게 되어 있다. 그러므로 모두가 똑같을 수 없고, 태어나서부터 죽을 때까지 어느 곳에서 어떤 기운을 받고, 무엇을 보고 무엇을 먹으면서 살았느냐에 따라 행동이 달라지고 환경이 달라지며 여건이 달라진다. 그런데도 생각을 똑같이 하려 드니 문제가 아닐 수 없는 것이다.

우선 움직이기 위해 먹어야 되고, 먹고 나니 힘이 생겨 일을 할 수가 있고, 일을 하려니 어떻게 하면 될까 생각하게 되며, 생각하다 보니 편히 쉬고 싶고, 쉬다 보니 즐기고 싶고, 즐기고 나니 잠이 오게 되는 것이다. 이렇게 살아가는 사람도 있을 수 있고, 이야기를 즐기면서 살아가는 사람도 있을 것이고, 만들기를 좋아하는 사람도 있을 수가 있다.

또 일만 하기 좋아하는 사람도 있고, 싸우기를 즐기는 사람도 있다. 어떤 사람은 키가 크고 어떤 사람은 키가 작으며, 어떤 사람은 눈이 작고 어떤 사람은 눈이 크며, 어떤 사람은 입이 작고 어떤 사람은 입이 크며, 어떤 사람은 엉덩이가 크고 어떤 사람은 엉덩이가 작다. 이렇게 사람마다 모양과 생김새, 생각이 각기 다른데, 어떻게 똑같은 마음으로 생각할 수 있을 것인가? 장사 쪽에 눈뜨는 사람도 있고, 그림 그리는 데 눈뜨는 사람도 있다. 장사를 한다고 다 돈을 버는 것도 아니고, 그림을 그린다고 다 잘 그리는 것도 아니다.

먹는 것을 파는 데도 종류가 가지가지이다. 음식을 파는 사람도 있고 반찬을 파는 사람도 있다. 술을 파는 사람도 있고 재료를 파는 사람도 있다. 이 또한 돈을 많이 버는 사람도 있고 돈을 많이 벌지 못하는 사람도 있다. 그러는 사이에도 세상은 쉬지 않고 돌아간다. 불이 나도, 산사태가 생겨도, 물난리가 나도 세상은 쉬지 않고 돌아간다.

한번 앉아서 차분히 생각해 보자. 느낀다는 것은 무엇인가? 즐긴다는 것은 무엇인가? 이 모든 것이 살아서 숨 쉬고 있기 때문에 있을 수 있는 일이며, 죽으면 무엇을 느끼고 무엇을 즐기며 무엇을 바랄 수 있겠는가? 우리는 태어나기 전 여인의 몸속에서 영양을 뺏어먹던 시절이 몸에 배여 있다. 태어나서 먹을것을 안 주면 울면서 달라고 떼를 쓰기 시작했고, 떼를 쓰면 또 들어 주고 하다 보니 욕심이 서서히 자리 잡기 시작한 것이다.

맛은 어떤 것이든 다 맛이 있다. 입에 맞으면 포식을 하고 입에 안 맞으면 먹지 않는다. 입에 맞으면 너무 많이 먹어 위에 무리를 주고, 위에 무리가 가기 시작하면 신경이 날카로워진다. 우리의 몸은 어떤 음식을 먹더라도 다 분해할 수 있게 되어있다. 그러나 어떤 장기의 이상이나 무리가 오면 어떤 맛의 음식은 즐기고 어떤 맛의 음식은 안 먹으려 한다. 이렇게 편향적으로 음식을 먹다 보면 장기에 이상이 온다. 이것을 알고 조절하면 건강에는 문제가 발생하지 않는다. 먼저 욕심을 버려 보자. 욕심은 먹는 것에서부터 시작된다. 좋은 음식, 맛있는 음식, 비싼 음식, 귀한 음식…, 따져 보면 종류도 가지가지이다.

맛이 좋다고 맛이 있다고 많이 먹게 된다. 먹을 음식을 필요한 양만큼 먹어야겠다고 다짐하고 정량의 식사를 하면 되는데, 맛있다는 생각, 귀한 음식이라는 생각에 필요 이상으로 많은 양의 음식을 먹곤 한다. 제일 처음으로 많이 먹게 되면 위에 팽만감이 오고, 시간이 지나면서 또 먹고 싶은 생각이 들기 시작한다. 위에 팽만감이 생기면 다시 시장기를 느껴 다른 음식을 또 필요 이상으로 먹게 된다. 피부가 모기에게 물려서 가려워지면 긁게 되고, 긁을 때는 시원하나 긁고 나면 또 긁고 싶어지며, 긁은 자리는 점점 더 커지는 것과도 같다. 이렇게 많이 먹기 시작하면 점점 양이 늘기 시작한다. 양이 늘다 보면 체중이 늘고, 체중이 늘다 보면 몸의 구석구석 분해되지 않은 영양이 지방으로 변해 인체에 저장된다.

몸이 무거워지면 나태해지고 게을러지며 점점 더 음식 탐을 내기 시작한다. 처음부터 본인의 체격에 맞게 정량의 식사를 하면 저절로 절제에 익숙해지고 몸이 가벼워진다. 그러면 마음도 밝아지고, 마음이 밝으니 항상 주위가 다 환해지며, 일정량의 식사를 함으로써 양보하는 습성과 기다릴 줄 아는 여유, 남을 배려할 줄 아는 여유가 생기고, 세상의 모든 일들을 긍정적으로 받아들인다. 일정한 양보다 더 많은 양의 음식을 먹어서 몸이 하늘을 날 수만 있다면 누구나 더 많은 양의 음식을 먹으려고 했을 것이다. 그러나 정량보다 더 많은 양의 음식을 먹으면 몸이 무거워지고, 정량을 먹고 나면 몸이 가볍다.

몸을 움직이고 생각하고 느끼는 일을 위해 음식이 필요하다. 그러기 위해 먹어야 되는 양, 각자에게 맞게 설정된 양을 정량(定量)이라고 한다. 하루 3끼니를 먹을 때마다 입에 맞는 음식만 찾고, 입에 맞으면 포식하려는 생각과 마음이 생겼을 때부터 욕심이 시작되는 것이다. 이것이 악의 시작이며, 이로써 본인들도 감히 상상할 수 없었던 일이 서서히 뇌리에 쌓여 갔던 것이다. 즉 '나' 위주의 삶이 시작된 것이다.

아무리 도덕적인 삶을 살려고 노력해 봤자 무슨 소용이 있는가? 가식적인 행위를 할 수 있을 줄은 모르나 진실한 모습의 행위는 안 되는 것이다. 원초적으로 자기만을 위해 준비해 왔기 때문에 자기를 위한 이기(利己)가 몸에 배어 있어 자기도 모르는 사이 이미 자리 잡혀져 있는 것이다. 남을 위한 모습마저도 자기를 돋보이게 하기 위한 위선이라는 말이다. 정정 당당히 나서야 할 때도 나서지 못하고, 슬픈 일을 보고도 슬픈 감정으로 눈물 흘릴 수도 있어야 하는데, 안 슬픈 척한다. 약자를 보면 보호해 주어야지 하는 생각에, 돕기보다는 약자를 깔보고 무시하고 멸시하며 나중에는 짓밟는 행위까지 한다. 강자를 보면 더 잘 보이려 들고 비위를 맞추며 고개 숙인다. 나쁜 일인 줄 알면서도 강자가 시키면 시키는 대로 행동하며 살아가는 것이다.

만약 본인에게 맞게 일정하게 정한 양을 규칙적으로 섭취하고, 왜 섭취해야 하는지를 알고 음식을 섭취하게 되면, 더 먹겠다는 생각에서 벗어나고, 더 좋은 것이라는 것 자체가 없어지고 주어진 환경에 만족하며, 자연을 벗할 줄 알게 되어 진심으로 자연을 귀하게 여기는 사람이 될 것이다. 이렇게 나에게 필요로 하는 만큼 섭취하는 것이 얼마나 중요한지를 거듭 강조하며 알리고 싶다.

모든 욕심은 더 먹어야지 하는 생각에서부터 시작한다. 건강하다는 것 역시 자기에게 맞는 일정한 음식을 규칙적으로 먹는 것이며, 제 계절에 본인이 살고 있는 환경에서 자라는 것들을 잘 참작해 섭취하는 것이다. 그러면 세상에 더 좋은 음식도 없고 더 나쁜 음식도 없이 다 귀하다. 그런데 본인에게 맞추지 못하면 본인에게 독이요, 잘 맞추면 보물이다. 이렇게 모든 병의 시초는 바로 먹는 방법과 먹는 음식에 있다. 먹는 것이 사람에 따라서 여러 가지 증상의 질병으로 나타나게 되는 것이다.

제일 먼저 생각할 수 있는 것이 소화 장기 중 위장의 장애요, 다음이 간이며, 그 다음이 소장이라고 생각한다. 다음으로 심장 장애, 신장 장애, 방광 장애, 폐 장애, 대장 장애 등 모든 장기들의 이상이 나타나게 되어 있다. 병이란 장기와 장기끼리, 또는 성질과 성질끼리 서로 연결고리가 있어 한 곳이 이탈하려 하면 이탈을 막아 주고 한 쪽이 부족하면 끌어 주어야 하는데, 그러지 못하고 어떤 장기가 고리에서 이탈되는 것을 말한다. 일단 이탈되고 나면 원 위치로 다시 돌아간다는 것은 매우 힘들다. 이러한 상황이 오기 전에 미연에 방지하는 것이 중요하다. 그러나 그 방법을 몰라서 행하지 못하는 것이다.

병이 와도 직접적인 원인이 되는 증세를 표현한다는 것 또한 힘들다. 병이 왔다고 해서 무조건 부담이 오고 아픈 것은 아니기 때문이다. 왜냐하면 처음 문제가 된 장기 때문에 다른 장기에 이상이 오고, 그 여파로 신체의 다른 부분으로 연관되는 혈액순환의 무리에 의해서 부담이 나타나기도 하기 때문이다. 그래서 원인이 되는 장기가 어딘지를 찾아 근원을 먼저 치료하는 게 중요하다. 그러기 전에는 진통, 진정, 소염, 해열 등의 방법으로 치료하는 대증요법의 방법 밖에는 되지 않는다. 아프다고 해서 그곳이 병인(病因)이 아니며, 아픈 증세로 나타나지 않지만 자세히 진맥을 해보면 다른 곳에 병인이 뚜렷이 나타나기도 하기 때문이다.

위에 부담이 있다고 해서 꼭 위장 장애인 것은 아니다. 위의 괄약근을 관리하는 장기의 고장도 있을 수 있고, 위의 괄약근을 관리하는 장기의 고장도 있을 수가 있다. 간의 이상으로 위의 기능에 이상이 나타날 수도 있으며, 비장 또는 췌장의 이상으로 나타날 수도 있다. 소장의 이상으로 위에 부담이 올 수도 있으며, 방광의 이상으로 인해 위의 부담이 나타날 수도 있는 것이다. 이렇게 증세로는 위장 장애가 맞으나 원인이 될 수 있는 상황이 수도 없이 많기 때문에, 그것을 딱 찍어 무엇이다 하려면 세심한 진단이 필요하다.

　세상의 모든 이치도 이와 마찬가지로 어떤 사회 구성원 중에 대표가 되는 사람과 뒤에서 조정하는 사람이 따로 있고, 대표 밑에는 수많은 담당자가 다 따로 있다. 그러나 담당자가 사고를 쳤을 때 관리 소홀의 책임이 부서장에게 있고, 더 위로는 대표자가 책임을 져야 되는 경우가 있다. 이것을 다시 살펴보면, 대표자는 지금 어쩔 수 없이 부담을 받아야 하지만, 그 밑에는 부서장이 있고, 바로 그 밑에서 일을 잘못 처리한 담당자가 있는 것이다 이렇게 부담은 대표자가 받지만, 자세히 살피면 사고를 친 담당자가 따로 있는 것이다. 이와 마찬가지로 우리의 병도 살펴보면 증세와 원인병명은 정확히 차이가 있다.

병의 원인과 증세

간 풍증(肝風症)의 병원인(病原因)이 생기면 간 스스로의 움직임이 떨어지고 기능을 못 해 간이 긴장한다. 간이 긴장하면 발목에 부담이 나타나 넘어지기 잘하고 화를 잘 내며, 소화 장애가 나타나고 심장의 약한 증세가 나타난다. 또 신장이 약해지며 폐 기능도 약해지고, 성적 충동이 미미하며 근육에 긴장이 생길 수 있다. 간 풍증이 되면 비장, 췌장의 기능이 약해지는 반면에 소장, 대장의 기능은 약간 팽창된다.

간열증이 있으면 눈에 열감이 있고 머리가 무거워지며 위염 증세가 나타날 수도 있다. 과식을 하게 되고 화를 잘 내며 신경이 예민하게 반응하며 췌장의 기능이 점점 약해진다. 그 때문에 인슐린 분비가 적어지고, 인슐린 분비가 적어지면서 혈압도 상승하기 시작하며 소장이 뭉친다. 그 때문에 복부에 팽만감이 오며 변비가 생기고 폐가 약해지기도 해 감기에 잘 걸린다. 또한 방광의 뭉침에 의해 허리 선골통의 통증도 유발할 수 있다.

간열증(肝熱症)이 생기면 또한 대장이 충혈 되어 변비가 생길 수 있으며, 신장염이 생기기도하고 소변보기가 불편해지며 허리에 통증이 심하게 나타난다.

간습증(肝濕症)은 간에서 흡수된 성분들을 분리, 처리된 영양분이 심장으로 보내져야 하는데 보내지지 못하고 간에 머물러 있는 증세이다. 일반적으로는 지방간이라는 병명으로 표현하는 것 같으나, 그것은 간습증을 말하는 것이다. 간습증이 발병하면 쉽게 피로해지고 처진다. 하체와 상체의 힘이 없고, 먹을 때는 많이 먹고 안 먹을 때는 물한 방울도 안 마신다. 이유 없이 화를 내고, 이유 없이 신경질을 부리며, 심폐가 약해 뇌로 혈이 잘 안 올라가기 때문에 머리가 무겁고, 심하면 뒷목도 뻣뻣해진다. 이런 경우에 심장의 맥박이 빨라질 수 있는 상황이 오면, 다시 말해서 심하게 화를 내든지 심하게 웃든지, 또는 심하게 울든지 하면 맥박이 빨라지기 때문에 좁아진 뇌혈관으로 많은 양의 혈이 올라오게 된다. 그러면 좁아진 혈관으로 혈이 통하지 못해 터지거나 꽈리처럼 부풀어 뇌를 눌러 마비될 수도 있다.

　간습증으로 폐가 약해지기 때문에 빈혈이 생기고, 심장이 약해 혈액순환이 제대로 안 되며, 움직이기를 싫어하고 웃음이 적어지며 아무 일이나 참견하려 든다. 간습증으로 인해 대장의 습증(濕症)이 나타나며, 그로 해서 설변을 자주 보기도 한다. 또 피부가 거칠어지는 현상도 나타나고, 위 습증의 증세도 나타나기 때문에 몸이 무겁고 무릎이 아프며, 신경이 예민해진다. 심하면 안구의 압도 나타난다. 식초같이 신맛이 나는 음식을 줄이고, 고수 담백한 음식도 줄여야 한다. 또 푸른 채소도 줄여 주는 것이 좋으며 쓴맛, 희고 매운맛, 무·양파를 많이 함유한 음식을 먹어 주는 게 좋다.

　간냉증(肝冷症)은 간이 극도로 약해 기능을 아주 안 하려는 증세이다. 간냉증이 오면 위가 수축되고 음식을 전혀 먹지 못하며, 심한 경우는 사망까지 이를 수 있다. 그러나 일방적인 냉증으로 나타나는 경우를 많이 표현하는 것 같은데, 이 경우는 겁이 많고 매우 내성적인 모습을 보이며 식사량이 적다.

　간냉증이 오면 심장도 약해지고 맥박수도 현저히 떨어진다. 폐에는 압이 차기 때문에 호흡이 순조롭지 못하고 답답해지며, 대변은 묽고 설사와 같으나 배는 아프지 않으며,

콩팥 기능이 떨어지고 혈이 탁하며, 긴장이 되고 압이 높게 나타난다. 대장이 매우 약해 변이 잘 통하지 않고, 몸이 여위며 숨을 몰아쉬고 무릎이 뻣뻣하며 거동이 불편하다. 얼굴에 푸른 기가 돌며 창백하며 힘이 없어 보인다. 두부와 푸른 야채를 섞어 식초를 타서 먹으면 도움이 된다.

간조증은 흔히 알고 있는 간경화를 말한다. 간경화 증세가 나타나면 복수가 차고 소화를 잘 못 하며, 혈압이 높아지고 손발 저린 증세가 나타난다. 또 속이 답답해져 화를 잘 낸다. 얼굴이 누렇고 검어지며 푸른 기가 있으면 간의 원인에 의해 나타나는 증세이지만, 검고 푸른 기가 덜 나타나면 췌장에 의해 간이 굳어지는 증세일 수가 있다. 왜냐하면 췌장에서 인슐린을 십이지장으로 내보내 담즙과 같이 다시 간으로 들어가야 하는데, 인슐린 분비가 잘 안 되면 알부민 생산을 안 하려 하고, 이로 인해 간이 굳기 시작하는 경우도 있기 때문이다.

간경화 중에 간암으로 변하는 경우도 있다. 간경화는 간염에 의해 오는 경우도 있고 위장에 의해 오는 경우도 있으며, 콩팥에 의해서 오는 경우도 있다. 일단 오고 나면 세심한 주의와 정밀한 치료를 받아야 하며, 아무리 간경화를 치료해도 아무런 변화가 없을 때는, 그것이 위장 장애로 인한 것이면 위장이 치료될 때 비로소 간경화 치료에 도움이 되고 변화가 된다는 말이다. 또한 췌장의 이상으로 인슐린 분비에 문제가 생겨 간에 전달하는 과정에 이상이 일어나면서 굳어지는 경우에는 췌장의 치료가 먼저 선행되어야 한다는 말이다.

간경화가 진행되면 콩팥에도 이상이 나타나기 때문에 이뇨가 잘되는 음식을 먹는 것이 좋으며, 심장의 기능에도 이상이 오고 소장에 무리가 생기기 시작하므로 심장에 도움을 줄 수 있는 음식이 필요하다. 또 소화에 무리가 생기기 때문에 제 시에 제 양의 식사를 꼭 지키고 소화가 잘되는 음식을 섭취해야 한다. 간에 현재 무리가 되는 음식 중에 고수하고 담백한 음식은 줄여 주며, 푸르고 쓴맛의 야채도 줄여 섭취하는 것이 좋다. 또 수분을 충분히 섭취하고, 알로에 또는 손바닥 선인장, 차가버섯 종류를 갈아서 섭취하는 것도 도움이 될 수 있다.

심풍증(心風症)이란 심장 근육이 스스로 움직이는 기능이 떨어지는 증세를 말한다. 가슴이 조이는 듯하고 두근거리는 것 같은 증세가 나타나며, 간이 약한 상태로 나타나기도 하고 콩팥 기능이 약한 증세인 것도 같으며, 위가 약해져서 먹어도 그만 안 먹어도 그만인 경우도 있으며, 부신이 약해 성적인 충동을 덜 느낀다. 심풍증이 원인이지만, 간이 약해 간염에 걸리기도 하고, 쉬 피로해지며 겁을 내기도 하는 등 간 질환으로 나타나기도 한다. 심풍증이 원인이나 콩팥이 약해 소변을 걸러 주는 기능이 떨어지기 때문에 혈이 탁해지고 혈의 압도 상승하는 증세가 나타나며, 위장이 약해 먹어도 그만 안 먹어도 그만인 상태가 나타나며 서서히 신경이 무뎌지는 경우도 있다. 대장의 근육이 스스로 움직이는 기능이 떨어질 수 있기 때문에 변이 묽게 나오기도 하고 변비처럼도 나타나며, 가끔씩 팔 근육이 경직되기도 한다.

심열증(心熱症)이란 심장에 열이 있는 것으로서, 심장 박동이 빨라지며 얼굴이 붉고 가슴이 답답해지며, 머리에 압이 차고 바람을 싫어한다. 소장이 약해지기 때문에 음식이 잘 내려가지 않으며, 방광의 열로 인해 소변이 잦고 웃음이 많아진다. 심열로 인해 대장의 연동작용이 잘 안 되어 고여 있는 시간이 길어지면서, 습을 너무 흡수함으로써 변비가 생기며, 심하면 변이 잘 안 나가기도 하며, 요추 4번과 3번의 비틀림으로 인해 허리에 심한 통증이 생겨 거동이 불편해지기도 한다.

심열로 인해 위의 괄약근이 수축되어 잘 안 열리기 때문에, 음식물을 먹으면 위로 잘 내려가지 못해 위에 가스가 차서 뺑뺑하고 답답해진다. 이때 위로 가스가 빠지는 현상인 트림이 나서 시원하다고들 하나 좋은 현상은 아니다. 가

스가 위를 통해 밀려 내려가져야 비로소 소통이 되는 것이기 때문이다. 트림을 하면 위의 괄약근에 문제가 생겨 음식물을 잘못 내려 보내는구나 하고 생각해야 한다. 위에서는 가스가 빠짐으로써 진공 압이 내려가 위에서 음식물의 추출이 잘 안 되기 때문에 음식물의 분해가 잘 안 된 상태로 변이 나오게 되는 것이다.

심습증(心濕症)은 심장에 혈이 차는 증세로서, 심한 경우에는 심장마비, 심장쇼크, 과로사 등이 일어나는 무서운 증세다. 심습증이 생기면 가슴이 답답하고 바람을 싫어하게 되며, 추워하고 밖으로 나가기를 싫어한다. 또 웃음이 많아지며 얼굴색이 붉으면서 누렇다. 심습증으로 인해 심장에서 혈을 잘 받아 주지 못하기 때문에 간과 콩팥의 기능이 떨어지며, 사람이 처지고 대장이 뭉치면서 배변감은 있으나 변을 시원하게 볼 수가 없어 항상 우직하며 호흡이 약해진다. 빈혈이 나타나며 소장과 위가 약해지기 때문에 배고픔을 잘 못 느끼며, 먹어도 소화가 잘 안 된다. 뇌 좌측은 무겁고 뇌에 압이 느껴지며, 심장에 들어온 혈 중 50~80% 정도가 순환이 안 되면 증세가 잘 안 나타나지만, 90%가 넘기 시작하면 부담을 느끼게 되며, 느끼는 순간부터 위험하다.

처음에는 혈압이 높아지기 시작하는 것처럼 느껴진다.

얼굴이 잘 붉어지기도 하고 식욕이 없으며, 섭취하고 나면 소화가 잘 안 되는 것 같아 위장 장애로 생각하게 된다. 또한 먹었는데도 쉬 피로하고 힘이 없으며, 외형으로는 항상 환하게 웃기 때문에 아무 일이 없는 것 같으나, 어느 날 갑자기 과로사, 심장마비, 심장쇼크로 사망했다는 이야기를 들을 수 있는 아주 위험한 증세이다. 그렇게 위험한데도 찾기가 매우 힘든 병이다.

심장은 방이 두 개 있어 한 쪽으로는 혈을 밀어 내보내는 일을 하고 한 쪽에서는 혈을 끌어 올리는 작업을 한다. 들어온 것과 나가는 양이 같게 되어 있으나, 한 쪽이 더 많이 차 있는 상태가 되면 이러한 증세가 발생하며, 현대의 장비로 촬영해 보면 속에 피가 차 있는 것을 알 수 있다. 그러나 한 쪽으로 혈이 많이 흐르고 한 쪽으로는 혈이 적게 흘러 소통이 안 되는 것을 알기 어렵다. 다만 미비하나마 심장이 커져 부풀어 있다는 표현을 할 수는 있을 것이다.

사람마다 살아가는 생활이 다르기 때문에 표현에서도 차이가 많이 난다. 혈이 통하려 할 때 나타나는 증세로서 손등을 만져 보면 만져지는 느낌을 느낄 수 있을 것이다. 만약에 손등으로 혈이 흐르지 못해 차단되었을 경우에는 만져도 감각이 없으며 꼬집어도 감각을 못 느끼게 될 것이다. 다시 말하면 혈이 흘러야 감각이 있고 혈이 흐르지 않으면 감각이 없다는 말다. 이와 같이 혈관이 너무 좁아져서 통과하는 데 압력이 가해지면 그것이 통증으로 나타난다. 혈관이 열려 있는데도 혈이 미약하게 흐르다, 양이 점점 줄어들어 안 흐르면 간지러워서 벌레가 기어가는 것 같다가 감각이 무뎌지는 마비증세가 나타나는 것이다.

이렇게 이상을 본인이 즉시 알 수 있으면 참 좋겠지만 잘 알 수가 없다. 혹 증세가 나타난다 해도 그것이 직접적인 원인이 될 수 없는 것은 바로 이러한 감각의 변화를 즉시 알 수가 없기 때문이다. 감각이 직접 원인이 되는 장기에 나타났을 때는 증세가 심한 상태이다. 암도 증세를 느끼고 상태가 나타날 때는 중증에 이른 상태이며, 약한 상태에서는 잘 안 나타난다. 바로 위에 언급한 것과 같다.

심장에 습증이 발병되면 토마토나 붉은 무 같은 붉은색 식품이나 쓴맛 식품, 불에 직접 굽는 음식들은 섭취를 줄여 주는 것이 좋다. 가슴이 답답하고 힘들 때는 좌수 심장경락의 명문 혈을 눌러 주어도 도움이 되며, 꼭 전문의를 찾아 도움을 받되 증세를 정확히 표현해야 한다.

심조증(心燥症)은 현대에 말하는 심근경색과 협심증에 해당된다. 가슴이 조여 오고 터질 듯하며, 심장이 혈을 보내고 받는 펌프질을 하기에 힘이 들고 심하면 죽음에 까지 이르는 증세이다. 심조증이 오면 혈색은 붉게 나타나며 소장의 기능이 떨어진다. 또한 대장이 뭉치는 증세가 와서 허리의 통증이 심하게 나타나며 호흡을 몰아쉬는 현상도 생긴다. 그런가 하면 콩팥 기능이 떨어져 혈을 잘 걸러 주지 못해 혈이 탁한 상태가 되고 혈압이 높게 나타난다.

협심증(狹心症)은 심장이 조이는 증세를 말한다. 심장 외벽으로 흐르는 관상동맥이 약해지는 상태이다. 3가닥인 관상동맥 중에 한 가닥이든 두 가닥이든 끝부분이 막히는 상태가 되었을 때 심근경색 증세가 나타난다.

심근경색은 심장근육이 굳어지면서 펌프 기능이 힘들어지는 증세이다. 심장 외벽에 흐르는 관상동맥은 방광의 영역에 속하며, 공교롭게도 방광이 약해져 있을 때 흔히 나타난다. 방광이 약해지면 심장의 관상동맥으로 흐르는 혈이 미약해지며, 이것이 심해지면 관상동맥의 끝부분에까지 혈이 잘 통하지 못하고 혈관이 수축해 막힌다. 특히 심장과 방광은 음양의 이치에 맞게 증세가 같이 나타난다. 심근경색증인 경우에 막힌 혈관에 튜브를 삽입하는 것이 보편적이 치료 방법이나, 약한 방광을 치료하게 되면 심장의 막힌 관상동맥이 열린다.

심냉증(心冷症)이란 심장의 기능이 매우 약한 상태를 말한다. 심장의 기능이 떨어지면 방광 기능이 약해지기 때문에 소변이 잘 나오지 못한다. 심하면 전립선 장애도 발생하며 소변 불통(不通)도 나타난다. 심냉증일 때는 폐렴 증세를 보이기도 하며 대장이 경직되어 가는 변이나 설변을 보게 된다. 심냉증이 되면 신장염이 생길 수 있고 소변이 질질 세거나 소변감을 잘 못 느끼며, 종아리가 뭉치고 좌골 신경통 증세가 나타나기도 한다.

심장 판막증(瓣膜症)이란 심장 판막에 이상이 생겨, 판막이 심방의 입구를 잘 닫지 못하고 잘 열지도 못하는 증세를 말하며, 판막이 닫혔는데도 혈이 세는 증세가 나타난다. 맥박이 쿵쿵 일정하게 뛰어야 되는데, 진맥을 하면 일정하게 뛰는 쿵쿵 사이에 '샤' 하는 새는 감각이 나타난다. 이렇게 되면 혈의 소통에 문제가 생기고, 그로 인해 혈이 잘 내려가지 못해 잘 끌려오지 못하는 증세가 나타나면서 혈의 압이 떨어지고 숨이 차며 가슴이 답답한 증세가 나타난다.

심장이 약해서 올 수도 있지만, 어떤 경우에는 피 속이 탁해져서, 탁한 혈인 혈전이 좌심방 또는 우심방의 입구에 붙어서 판막이 닫는데도 옆으로 새면서 부담이 오는 경우가 많다. 또 심장의 내막에 염이 발생해 오는 경우도 있고, 판막의 기형에 의한 경우도 있다. 받는 쪽에서 문제가 생길 수도 있고, 보내는 쪽에서 문제가 생길 수도 있다. 둘 다 심장이 약해 오는 경우에는 심장의 기능이 강해지도록 노력해야 하며, 피 속의 혈전에 의해서 온 경우에는 콩팥에서 찌꺼기를 잘 걸러 주지 못했기 때문이므로 콩팥의 기능을 점검하는 것이 필요하다. 선천성이나 심내막염인 경우는 수술하는 것이 바람직하다.

붉은색의 토마토, 피망 등이 좋으며, 쓴맛 또한 도움이 되나 지방이 많은 음식은 절제하는 것이 좋다. 또 생맥산(生脈散)을 복용해 심박(心搏) 기능을 강화하는 것도 도움이 되고, 이뇨가 잘되는 호박도 도움을 줄 수 있다.

비풍증(脾風症)이란 비장이 스스로 움직이는 기능에 이상이 생긴 것을 말한다. 예로부터 췌장, 비장을 같이 해석해 비장으로 통일해 불렀으나, 비장은 이자를 말하는 것이고 췌장은 지라를 말하는 것이다. 이자는 적혈구·백혈구를 생산, 관리하며, 지라는 인슐린을 관리, 조절하고 둘이 같은 기능인 임파(淋巴)를 관리한다. 보통 이 두 장기를 혼돈해 부르는 경향이 많았다.

비장인 이자는 우리 몸의 옆구리 갈비뼈 바로 밑에 위치하고, 췌장인 지라는 십이지장에 붙어 위 뒤쪽에 위치한다. 비풍증은 이들 장기가 스스로 움직이는 기능에 문제가 발생한 것을 말한다. 스스로 움직이는 기능이 떨어지면 소화력이 떨어지고 임파의 관리가 잘 안 되며, 메스꺼워지고 신경이 날카로워지는 것 같다. 또 일반적인 증세로는 잘 나타나지 않지만 음식을 보면 예민해지는 모습을 보인다.

비열증이 있으면 메스꺼워하고 구토를 하며 냄새에 예민해진다. 또 열이 나고 소화가 잘 안 되며, 먹기를 싫어하고 쉬 피로를 느낀다. 또한 방광이 약해지고 콩팥에 무리가 오며, 심하면 간이 굳어지는 간경화 증세가 나타나고 복수가 차기도 한다.

비습증(脾濕症)의 경우에는 음식을 먹지 못하고 메스꺼워하며, 구토를 하고 지혈이 잘 안 되며, 코피를 흘리고 쉬 피로해 하는 증세를 나타낸다. 또 처지고 늘어지며 어지러워지는 증세도 나타나며 면역이 약해진다. 콩팥의 기능이 뭉치며 혈의 압이 높아지고, 심장에 압이 차며 간이 약해 저항력이 떨어지고 몸을 움직이기가 부자유스러워진다. 또 빈혈이 극심해지고 늘어지며, 처지고 머리가 무겁다.

음식을 먹어도 소화가 안 되고 거북하며, 먹는다 해도 조금 먹다 말고 식욕이 없다. 무감각해지고 무표정해지며, 움직이기를 싫어하고 창백해진다.

비조증(脾燥症)은 비장(脾臟)의 기능이 위축되는 증세로서, 비장의 기능이 떨어지며 혈압이 높게 나타난다. 또한 손발이 저리며, 심하면 몸 전체가 다 매 맞은 듯하다. 비조증이 되면 임파에 무리가 가고 목에 연주 창이 생기며, 간에 무리가 오고 십이지장염도 생긴다. 또한 간경화, 경련성 마비도 생길 수 있고, 콩팥에 무리가 와서 혈이 걸러지지 못해 탁해지는 고지혈증도 나타난다. 그런가 하면 소변보기가 힘들어지며 가슴이 답답한 증세 및 장이 뭉치는 현상도 나타난다.

　비조증이면 간염과 신장염도 나타난다. 소변이 탁하고 심하면 간장과 같은 색의 소변을 볼 수도 있다. 위염이 나타나기도 하며, 눈에 열감이 있고 황태가 생긴다. 비조증이 생기면 폐에 무리가 오며, 조금만 걸어도 숨이 차서 숨을 몰아쉬게 되며, 어지럽고 가슴이 답답하여 음식을 먹으면 체한 듯하고 머리의 좌측 편두통도 나타난다. 비조증일 경우 옥수수를 곱게 갈아서 죽을 쑤어 먹으면 도움이 될 수 있다.

　비냉증(脾冷症)이란 비장의 기능이 매우 약한 비 부전 증세를 말한다. 비장의 기능이 부전 상태가 되면 위장은 심한 염증을 나타내며, 간열증과 신장의 열증이 나타난다. 비냉증이 나타나면 간 기능에 무리가 생겨 간경화 증세를 보일 수 있으며, 심하게 위의 통증 및 경련이 생기기도 하며, 심한 경우 혼절하기도 한다.

　폐풍증(肺風症)이 생기면 폐 스스로의 움직임에 무리가 발생하며 호흡이 부자연스러우며, 답답하고 가끔 어지러워지는 증세도 나타난다. 음식을 먹으면 체한 듯하다가 괜찮아지며 변이 묽기도 하고, 괜히 냉정한 기운과 성질이 발생한다. 심장의 기능이 떨어지기도 하고 허리가 뻣뻣해지기도 한다.

폐열증(肺熱症)이 생기면 기침을 하고 비염 증세가 나타나며, 변이 묽거나 설사를 한다. 또 폐에 염증이 생기며 심할 경우에는 뇌수막염이 발생해 의식이 혼미해지고 위장 기능이 떨어진다. 간이 약해지고 코피를 흘리며, 피부 질환도 발생하게 된다. 폐열증이 오면 몸이 무겁고 나른해지며, 만사가 귀찮아지고 머리가 아프다. 소변이 약해지며 심할 경우에는 피부에 종기가 생기기도 한다.

폐습증(肺濕症)은 심장에서 올려 보낸 혈에 산소를 공급해 다시 내려 보내야 하는데, 폐에서 일부만 처리하고 나머지는 처리하지 못한 채 일부만 내려 보내는 증세이다. 어지러움이 심한 빈혈 증세가 나타나며, 위의 괄약근에 압(壓)이 가 음식이 들어오는데도 문을 열어 주지 못해 체한 것처럼 답답해진다. 숨이 막히고 머리가 띵한 증세를 보이며, 대장이 약해지고 허리가 무거워질 뿐 아니라, 위가 약해 음식의 맛을 못 느끼고 먹기를 싫어하며 쌀쌀하고 마음이 냉정해진다.

폐습증이 오면 간이 약해 쉬 피로해지고 혈압이 상승한다. 조금만 걸어도 숨이 차고, 높은 데를 올라가면 가슴이 답답해지며, 머리에 땀을 많이 흘리고 심장에도 압이 같이 찬다. 간이 약하기 때문에 혈관이 약해 뇌출혈이 일어날 수도 있는 위험한 증세로서 외형상으로는 잘 나타나지 않는다.

매운 음식을 줄여 주어야 하며 특히 무, 파의 하얀 부분, 마늘, 양파 등을 적게 먹는 것이 좋으며, 무리한 운동을 피해야 한다. 또한 등 푸른 생선과 푸른 채소를 많이 먹는 것이 도움이 되며 피로한 행동을 피하는 것이 좋다.

폐조증(肺燥症)이 생기면 숨쉬기가 힘들어진다. 숨을 쉴 때 날카로운 소리가 나며, 얼굴이 탈색된 것 같이 창백해지며, 몸이 쇠해지고 마른기침을 하며, 음식을 먹으면 답답해 먹지를 못하고, 거동이 불편하다. 변이 잘 안 나오며 빈혈이 심한데 먹지를 못하니 몸이 처져 움직이기가 곤란해지며, 혼자 있기를 원하며 말도 하기 싫어한다. 폐조증이 오면 심장의 압이 높아지며 머리가 아프고 소화가 안 돼 먹어도 잘 내리지 못한다.

콩팥의 기능도 나빠져서 혈을 잘 걸르지 못해 탁해지며, 말초로 혈이 잘 통하지 못해 손발 저린 증세가 많이 일어난다. 몸 구석구석의 통증도 나타나고 간 기능이 떨어지기 때문에 면역 결핍 증세도 나타난다.

폐냉증(肺冷症)이 생기면 호흡하기가 힘들고 맥박이 약하고 느려진다. 또한 생명이 위험한 상태가 되는 폐부전 증세가 나타나며, 심장 기능이 약하고 불규칙해지며, 대변보기가 힘들어진다. 또 위장 및 신장의 기능이 매우 약해 제 기능을 못 하며 소변 불통이 오며 심하면 위험하다.

　신장풍증(腎臟風症)이 생기면 신장이 스스로 움직이는 기능이 떨어지고 발바닥의 감각이 둔해지며, 하기가 약해지고 허리가 뻣뻣해진다. 여성의 경우 경이 있을 때 아랫배가 아프며, 귀에 이명이 생길 수도 있고 하체가 약해진다. 발바닥의 용천혈을 자극하면 도움이 된다.

　신열증(腎熱症)이 생기면 신장염이 발병하며, 심장이 약해 혈이 묽어지고 메스꺼워진다. 소변에 혈이 비치며 하복부의 통증과 허리의 통증이 나타나고, 편두통이 생긴다. 소변감은 있으나 소변이 시원하지 못하며, 입이 마르고 머리가 어지러워지며, 양쪽 옆구리가 아프고 심하면 식은땀을 흘린다.

　신습증(腎濕症)이 생기면 뼈마디가 아프고 소변불통이 된다. 또 호흡이 곤란해지고 머리가 띵하며 갑자기 현기증이 나고, 눈앞이 어두워지거나 갑자기 멍해지기도 한다. 또한 부종이 잘 생기고 발이 무거워진다. 신습증이 되면 심장과 간의 기능이 떨어지기 때문에 쉬 피로하고 웃음이 없어진다. 뿐만 아니라 두려워하거나 늘어지고 처진다. 신습증이 되면 폐와 위의 기능이 떨어지기 때문에 호흡이 고르지 못하며, 피부에 이상이 잘 생기고 대장이 뭉친다. 그 때문에 변이 나쁘며, 허리의 통증도 나타난다. 위의 기능이 약하기 때문에 식욕이 없고 먹으면 체한 듯 하며 만사가 싫고 속이 답답하다. 폐와 간이 약해지기 때문에 저항력이 떨어지고 불치성 빈혈 증세를 보인다.

신조증(腎燥症)이 생기면 혈을 걸러 주지 못해 혈이 탁해지며 뼈 마디마디가 아프다. 또 귀에서 이명이 들리며 호흡이 고르지 못하고 혈압이 상승한다. 발바닥이 무거운 감이 있으며, 음식 생각이 없어지고 머리에 통증이 있다. 소변을 보면 답답하며 심한 경우에는 혈뇨를 보기도 한다.

신냉증(腎冷症)이 생기면 흔히 말하는 신부전증이 나타난다. 신냉증이 되면 피를 걸러 주는 기능이 없어지기 때문에 심하면 순간 정신을 잃고 쓰러진다. 흡수되지 않은 성분을 걸러 다시 올려 주어야 되는데, 걸러서 올려 주지 못하고 소변으로 배설하고 만다. 피를 걸러 주지 못하고 무조건 배설하기 때문에 수척해지며, 수족이 냉해진다. 모든 장기들이 점점 기능을 잃기 시작하기 때문에 치료가 어려워지는 것이다. 신냉증이 되면 담에 돌이 생기고 간 기능이 떨어지기 때문에 빈혈이 되며, 소장이 항진되므로 소장을 원활히 움직일 수 있게 해주어야 한다.

담풍증(膽風症)이 생기면 근육에 경련이 일어나고 위가

약해지며, 기억력이 약해지고 옆구리가 당기거나 아프다. 발목이 약해져 잘 삐며 가끔 고관절에 무리가 나타난다. 힘이 빠진 듯하며 식욕이 떨어지고 조용한 것을 좋아한다. 음식을 먹으면 조금 답답한 듯하고 신경이 예민한 듯이 보이며, 심하면 담석도 생긴다.

담열증(膽熱症)이 생기면 담낭염이 생긴다. 담낭염이 생기면 옆구리가 당기고 아파서 숨을 쉬려고 해도 통증이 오고 식은땀을 흘린다. 음식을 먹으면 구토를 하며, 소변이 나오지는 않는데 자꾸 소변을 보려 들고 맥박이 빨라진다. 호흡도 부자연스럽고 머리에 열이 나며 기력이 떨어진다. 담열증이 생기면 간과 소장의 기능이 약해지기 때문에 음식을 잘 내리지 못해 소화에 부담이 나타난다. 또한 대장의 기능이 떨어져 위 하부의 괄약근이 약해지고 음식물이 분해가 덜된 상태로 배설된다. 또한 위가 약해지며, 비장·췌장에 무리가 생기고 복부가 더부룩해진다.

측두상(側頭上)으로 과혈이 흐르기 때문에 운동장애가 오고 기억력이 약해지기도 한다. 근육에 무리가 오고 등줄기가 결리며, 통증이 이곳저곳으로 왔다 갔다 하고 손발 저린 증세가 나타나기도 한다.

담습증(膽濕症)이 생기면 옆구리가 붓고 맥을 못 추며 간 기능이 많이 떨어지므로 어지러운 빈혈이 나타난다. 소장이 약해져 오그라들며 복부에 통증이 나타나고 시력이 약해진다. 또 고관절에 염이 생기기도 해 부담이 오고, 심할 경우에는 고관절 탈골에 의한 퇴행성으로 거동이 불편해진다. 이럴 때 외과적인 수술을 해야 거동할 수 있는 것이 일반적인 사례다. 담습증이 발생하면 간 속에 담석이 생기기도 하며, 방광이 약해지고 신장에 무리가 생겨 발목이 붓기도 한다. 또한 뼈 마디마디가 붓고 통증이 나타나며 담석증 및 신석증, 요로결석도 생길 수 있다.

담습증이 생기면 위장의 기능이 현격히 떨어지기 때문에 음식을 잘 먹으려 들지 않는다. 무릎이 약해져 무릎 관절염도 생길 수 있으며, 눈에 압이 약해 방수액이 부족해 탁해지면서, 수정체에 안개처럼 백내장이 발생할 수도 있다. 담습증이 생기면 담낭관이 막히는 경우가 있다. 이 경우는 담석에 의해서도 나타나지만, 다른 하나는 담낭 관 폐쇄증에 의해 나타난다. 이때는 식은땀을 흘리고 힘없이 쓰러지며 심한 경우에는 경련을 일으키기도 한다. 담석에 의해서 발생했을 경우에는 콩을 비린 맛이 없어질 정도로 볶아서 곱게 갈아 아침저녁으로 한 스푼씩 먹으면 도움을 줄수 있다. 수분을 충분히 섭취하는 것이 좋으며, 콩을 식초에 담가 먹어도 도움이 된다.

담낭관 폐쇄증(膽囊管閉鎖症)일 경우에는 외과적인 수

술을 빨리 받는 것이 좋다. 흔히 위암 등의 수술 후 또는 수술 전, 방사선 치료 과정에서 방사선이 담낭관을 조사(照射)했을 경우에 폐쇄된다. 만약 소장, 대장을 감싼 혈에 조사(照射)가 되면 소장유착, 대장유착 증세가 발생한다. 이 때 빨리 수술하는 것이 환자에게 도움된다.

　담조증(膽燥症)이 생기면 간이 부풀며 화를 잘 내고 아무에게나 대들곤 한다. 중복부에 통증이 생기며 십이지장이 충혈된다. 또 심장에 압이 차고 콩팥에도 무리가 가기 때문에 혈이 하부로 내려가 순환이 잘 안 되며, 허리 및 등짝이 당기고 아프다. 그리고 고관절에 통증이 심하게 나타난다. 담조증이 되면 쓸개 액의 생성이 잘 안 되고 소통도 잘 안 되며, 대장이 약해지고 폐가 뭉치기 때문에 호흡이 원활하지 못하다. 소화도 안 되고 신경이 무디어진다.

　담냉증(膽冷症)이 생기면 뇌혈(腦血)이 미약해지고 기억력이 떨어진다. 또한 운동이 둔해지고 의식을 잃거나 무감각해지기도 하며, 소화기 장기들의 활동이 매우 약해지고 앞이 캄캄해진다. 또한 늘어지고 처지며 지구력을 상실한다.

　소장풍증(小腸風症)이 생기면 장이 부자연스러워지며 중·하복부가 답답하고 심장이 약해진다. 뇌로 혈이 미약하게 흘러 목이 아프고 머리가 무거우며, 장이 하부로 처지고 아랫배가 볼록해지며 견갑골에 무리가 생긴다.

　소장열증(小腸熱症)이 생기면 소장에 염이 생기고, 소장에 염이 생기면 복부에 통증이 나타난다. 음식을 먹고 나면 장이 뒤틀리고 부담이 생겨 식사를 못 하고 맥이 빨라지며, 뇌로 흘러가는 혈이 약해 머리가 무거워지며 폐의 기능이 동시에 약해지기 때문에 어지러워진다. 음식을 잘 소화하지 못하며, 웃음이 없어지고 화를 잘 낸다. 소장의 열이 심해지면 소장의 괴사(壞死)가 나타날 수 있고, 괴사에 의해 장 천공(腸穿孔)이 나타날 수 있으며, 장 천공에 의해 복막염이 발생하고, 고열로 의식을 잃게 된다. 빨리 조치하지 못할 경우에는 목숨이 위험수위에 다다른다.

　소장에 열증이 생기고 염이 발생하면 간과 콩팥이 뭉치고 담과 방광의 기능이 약해지며 대장이 약해지는 것이 이치이다. 그러나 대장 역시 열증으로 변하며 폐와 방광의 기능이 약해지는 현상도 나타난다. 소장의 열증이 발생했을 경우 대장의 기능이 약해져 있으면 치료하는 데 큰 문제가 없으나, 대장 역시 같은 열증을 보이기 쉽다.

　이치로 따지면 소장에 열이 있으면 대장은 냉증으로 나타나는 것이 정상이다. 그러나 보통 병의 진행을 보면, 소장에 병증이 생기면 대장도 거의 같은 증상이 나타나는데, 이때 치료에 어려움이 생기는 것이다. 이럴 경우 소장을 치면 대장은 상승하고, 대장을 치면 소장이 상승하는 상황이 발생하기 때문에 치료가 힘든 것 같다. 서로 대칭되는 장기가 같이 발동하게 될 때 치료가 어려워진다. 바로 소장과 대장을 예로 들어 보면, 대장이 뭉치면 소장이 약해지기 때문에 대장의 뭉친 것을 해소해주면 약하던 소장의 기능도 정상으로 돌아오게 된다. 그런데 소장과 대장이 같이 열이 발생하게 되었을 때, 만일 대장의 열만 해소하면 소장의 열이 더 극성을 피우고, 소장의 열만 해소하면 대장의 열이 더 극성을 피운다. 같이 해소하는 방법을 찾지 못하면 치료가 되지 않는다.

　소장과 대장의 중간에는 위가 있다. 소장과 대장은 서로 다른 장기이면서 또 한편으로는 서로 붙어 있는 장기이다. 이렇게 붙어 있으면서 그 기능과 성질이 다른 경우에 흔히 치료가 잘 안 되거나 장기화되며, 불치의 경우도 흔히 있다. 이러할 때는 중간에 있는 위의 기능을 강화해 시소 역할을 충분히 할 수 있도록 그 기능을 강화해 줄 만하다고 생각된다. 그러기 위해 꼭 규칙적인 식사 생활을 하면서 치료하면 서서히 변화를 보게 된다. 특히 대추 2알과 생강 3쪽을 물 1 1/2컵의 물로 달이다가 1컵이 되면 식혀서 손바닥 온도가 되었을 때 먹으면, 서로 다른 성질 때문에 싸우는 것을 방어해 치료에 도움을 줄 것이다.

소장 습증(小腸濕症)이 생기면 복부가 팽만하고 장이 밑으로 처지며, 근육과 장기의 중간에 있는 하부 횡경막(橫經膜)이 눌려 얇아져서 찢어지기 때문에 장이 밑으로 밀려 내려오는 탈장(脫腸)이 일어나 생식기 옆으로 튀어나온다. 음식의 소통 및 소장의 움직임이 둔해지며, 혈압이 높아지고 거동이 불편해진다. 심할 경우에는 말하기도 거북하고 힘이 들며 어려워진다. 소장 습증이 되면 심장이 극도로 약해지고 좌측으로 혈이 미약해, 심하면 뇌졸중이 발생할 수 있다. 또 간이 뭉치고 거동이 부 자연스러워지며 호흡을 크게 못 하고 조금만 걸어도 숨이 차고 답답해진다.

이때는 특히 윤활이 많은 음식을 섭취해야 하며, 산나물이나 오리, 닭 등은 피하는 것이 바람직하다. 무엇보다 서서히 걷기운동을 하기 시작해 나중에는 땀이 나려 할 때까지 빠른 속도로 걷는 운동을 규칙적으로 해서 장운동이 될 수 있게 노력해야 한다. 당근을 불에 구워서 하루에 하나 정도 먹으면 좋다.

소장조증(小腸燥症)이 생기면 소장의 연동이 잘 안 되고 장이 꼬인다. 모습이 초라해지고 음식을 전혀 먹지 못하며, 뇌로 혈이 뻗는 것 같은 증세가 나타나고 혈압이 높아진다. 콩팥이 뭉치며 소변 불통이 되고, 심하면 의식을 잃고 스러진다. 소장조증이 되면 대장이 뭉치며 폐가 약해지기 때문에 호흡을 크게 하지 못하고, 장이 뭉치기 때문에 허리를 곧게 펴지 못한다. 또 심한 경우에는 요추의 비틀림에 의해 허리 통증이 심하게 나타난다.

소장이 수축되기 때문에 음식을 조금밖에 먹지 못하며, 먹는다 해도 복통이 일어나 제대로 먹지 못한다. 부담이 오기 때문에 연하게, 적게 먹게 되며, 맥박이 빨리 뛰고 거동이 불편하며, 웃음을 잃고 신경이 예민해지며, 관계없는 일에도 괜히 나서서 시비를 거는 등 정서적으로도 안정되어 있지 못하다.

소장냉증(小腸冷症)이 생기면 소장이 기능을 못 하게 된다. 소장이 기능을 못 하게 되면 심장의 맥박이 느려지고 음식을 먹지 못하며 소통이 잘 안 된다. 또 기력이 약해지고 급기야 죽음에까지 이르게 되는 증세이다. 소장냉증이 되면 입을 열려고 하지 않고 맥이 긴장한 듯 약하게 뛴다. 맥박이 희미해지면 위험하다. 이러할 때에는 배꼽 위에 소금을 소복이 얹고 그곳에 가루 쑥을 엄지손톱만 하게 얹어서 태워 준다. 이렇게 여러 장을 태워 주면 배꼽 주위가 붉어지고 배가 꿈틀하는 것이 보이게 되는데, 이러면 좋은 징조이다. 장이 움직이면 소리가 나고, 장이 움직이는 것을 확인한 후 당근을 갈아서 쌀을 넣고 연한 죽을 써서 조금씩 먹이면 도움이 될 수 있다.

위풍증(胃風症)이 생기면 위 스스로 움직이는 기능이 떨어지는 현상이 일어난다. 폐와 부신, 심장과 신장의 기능도 떨어지며 소화가 안 되는 듯하다. 또 안구에 압이 찬 것 같은 느낌이 들며, 가끔씩 무릎에 압이 찬 것 같은 느낌이 든다.

위열증(胃熱症)이 생기면 위염이 있으며 위궤양 증세도 나타난다. 맥박이 빠르고 대장과 방광이 뭉치며 신경이 예민해지고 무릎에 통증도 나타난다. 위열증이 생기면 머리가 무거워지고 머릿속이 아프고 눈에 압을 느낀다. 또 빈혈 증세가 나타나고 음식을 먹으면 부담이 되고 구토가 생긴다. 위열증이 생기면서 대장이 뭉쳐지는 증세가 나타나며, 음식을 먹고 나면 속이 답답하고 허리에 통증도 나타난다.

위습증(胃熱症)이 생기면 위에 압이 차서 속이 답답하다. 무릎에 통증이 생기고 트림이 나며, 폐가 약해져서 호흡이 고르지 못하고 어지러워지며, 변비 증세가 나타난다. 위습증이 생기면 간이 뭉치기 때문에 쉬 피로해지며, 신경이 예민하고 성질이 사나워진다. 심한 경우에는 뇌로 흘러가는 혈이 미약한 상태에 성질을 심하게 내면 심박이 빨라지면서 수축된 뇌혈관으로 많은 양의 혈이 흘러 뇌출혈이나 뇌경색이 올 수도 있다.

음식이 위에 차도 위가 움직이지 않고 그대로 내보내려

하지 않으며, 위벽과 무릎으로 과혈(跨血)이 흘러 무릎에 통증을 유발시킨다. 또한 유방에 과혈이 흘러 임파가 부풀고, 눈으로 과혈이 흐르게 되면 안압이 차고 방수액이 증가하면서 홍채를 밀어 벌어지게 해, 수정체가 다 드러나면서 녹색을 띤다. 녹색을 띤다고 해서 이것을 녹내장이라고 하는데, 녹내장이 생기면 사물이 점점 좁게 보이다가 나중에는 전혀 보이지 않으며 실명된다. 이런 경우는 위의 혈이 하부다리로 감돌고 올라와야 하는데, 하부로 혈이 적게 흐르게 되고, 하부로 적게 흐른 만큼 상부로 더 올라온 혈이 안구로 흘러오기 때문에 안압이 높아지면서 문제가 생기는 것이다. 흔히 안압을 떨어뜨린다거나 심할 경우 수술하는데, 그것은 눈에 작은 구멍을 내 방수액을 밖으로 흐르게 하는 것으로서 일시적인 도움을 주는 것에 불과하다. 압이 너무 심할 경우 구멍을 크게 내야 하는데, 그럴 때 구멍을 통해 균이라도 들어오면 동공 안은 세균에 의해 농으로 차게 되고 나중에는 손을 쓸 수가 없어진다.

환자는 속상하다고 음식을 입에 대지도 않다가, 어느 때는 속상하다고 정신없이 음식을 많이 먹고 과음하는 등, 음식을 먹는 습관과 생활이 너무 불규칙하다. 흔히 너무 신경을 많이 써서 그렇다고 말하나, 살펴보면 누구나 그러한 환경에 부담을 못 느끼지만 일단 위에 문제가 생기면 일반적인 상황에서도 견디지 못하고 예민해진다. 흔히 '신경을 너무 많이 써서'라고 말들 한다. 하지만 다시 생각해 보면, 누구든 보고 느끼고 생각하기 위한 모습들을 '신경을 쓴다'라고 말할 수 있다. 그 때문에 정상적일 경우 보고 느끼고 생각하기 위한 모습 때문에 병적인 문제는 전혀 생기지 않는다. 단지 위에 무리가 생기면 예민한 모습을 보이는 것을 신경을 더 쓰는 것이라고 착각하고 있는 것이다.

이럴 경우 위를 편하게, 스스로 움직이게 만들어 주어야 한다. 일단 병이 생겼으면 백작약, 백출(白朮) 각각 4g씩과 대추 2알 생강 3쪽 물 1 1/2컵을 넣고 1/2컵의 물이 줄고 1컵이 되었을 때, 꿀 1스푼을 넣고 잘 저어 손바닥 온도가 되었을 때 단숨에 마시지 말고 3 모금으로 나누어 마시면 도움을 줄 수 있다. 꼭 지켜야 될 것은 하루에 3끼의 식사를 끼니마다 같은 양의 식사를 해야 한다는 점이다.

위조증(胃燥症)이 생기면 음식을 많이 먹지 못하며, 신경이 너무 예민하고 깡마르며, 무릎에 통증과 안압, 머리의 통증을 달고 산다. 위조증이 생기면 대장과 방광이 뭉치며 혈압이 높게 나타나고 간도 뭉치는 현상이 나타난다. 소장이 뭉치기 때문에 복부가 항상 팽만하다. 소, 대장이 뭉치면 변도 나쁘지만 허리 및 어깨, 견갑골의 통증이 나타난다.

위냉증(胃冷症)이 생기면 음식을 전혀 소화하지 못하므

로 몸이 극도로 쇠약해진다. 심장과 폐의 기능이 약해지기 때문에 호흡도 크게 못 하고, 심한 경우에는 위험한 상태에 이른다. 음식을 전혀 먹지 못하므로 먼저 먹을 수 있게 되어야 하나, 먹어도 넘어가지 않고 소화가 안 되는 것이 문제이다. 이러할 때는 쌍화산(雙和散)을 섭취하면 도움이 된다. 쌍화산은 백작약(白灼藥) 8g, 숙지황(熟地黃) 4g, 황기(黃氣) 4g, 당귀(當歸) 4g, 천궁(川芎) 4g, 구감초(灸甘草) 3g, 계피 3g을 곱게 갈아서 1스푼씩 복용하면 도움이 될 수 있으나, 이 역시 먹기 쉽지 않을 것이다. 그렇기 때문에 먼저 이 약제들을 끓여서 따뜻할 때 수건에 적셔 환자의 몸을 닦아 주고 나서, 입안에 침이 돌면 그때 약제가루를 먹이고, 음식은 연한 죽을 조금씩 먹여 주는 것이 좋다. 백작약이 주가 된다. 백작약은 소화의 기능이 있고, 숙지황은 순환을 하게 해주며, 계피는 피부에까지 열량이 도달하고 흐르게 한다. 황기는 피부 밖으로 열량이 나가는 것을 막아 주며, 당귀는 조혈을 하고, 천궁은 미세혈까지 혈이 잘 돌게 한다. 구감초는 신경안정 및 소화 기능을 돕는다. 이것 이외의 다른 성분은 섞지 않는 것이 좋다.

 대장풍증(大腸風症)이 생기면 변이 고르지 못하고, 음식을 먹으면 속이 더부룩하며고 대장 스스로 움직이는 기능이 떨어진다. 대장에 풍증이 생기면 두드러기 증세가 잘 나고 심할 경우에는 속 두드러기도 생긴다. 속 두드러기가 생기면 피부에 손을 대기만 해도 부풀어 오르며 목소리도 잘 나오지 않는다. 조치를 제재로 못 할 경우에는 환자에게 위험이 따르기도 한다. 흔히 잘못된 판단에 의해 고생을 많이 하는 경우가 허다하다. 이럴 때는 대장에 잡균 등이 많이 서식하고 있는 경우가 많다. 이때는 피마자기름을 소주잔으로 1잔 마시면 배가 아파지고, 그때 화장실에 가면 속에 있는 찌꺼기가 다 나오면서 증세가 완화된다.

대장열증(大腸熱症)이 생기면 먼저 대장에 염이 있나 관찰해야 한다. 대장의 염증은 대장이 약해, 대장에 액을 흘려서 대장 벽에 음식 찌꺼기가 닿지 않게 해야 하는데, 일부에 액이 흐르지 못해 음식 찌꺼기가 대장 벽에 묻어 염을 생기게 하는 증세이다. 대장이 약해 염이 생기고 나서 자연 치료가 안 되면 그 부위가 점점 곪아 농이 생긴다. 농이 속으로 파고들면서 겉 피부가 닫히고 계속 곪아 부푸는 것을 수치질이라고 한다. 농이 찬 부분의 피부가 닫히지 않고 열려 있어 속이 파여 있으면 암치질이라고 한다.

대장에 열이 있으면 위가 뭉치며, 위가 뭉치면 신경이 예민해지고 방광이 뭉쳐지기 때문에, 신경을 쓰면 소변감이 자꾸 생기고 간이 뭉쳐지면서 성질 또한 포악해진다.

대장습증(大腸濕症)이 생기면 폐 기능이 약해지기 때문

에 빈혈 증세가 나타나며, 신장이 약해 혈을 잘 걸러주지 못해 혈이 탁해진다. 그로 인해 혈압이 높아지고 위가 뭉치며, 소화가 잘 안 되고 위의 괄약근에 의해서 음식이 잘 내리지 않아 속이 더부룩해진다. 또한 뇌로 혈이 잘 안 흘러 뒷목이 아프고 머리가 무거우며 허리 통증이 나타난다. 대장습증이 생기고 하행의 상부가 오그라들면 휘발유 냄새에 약해 휘발유 냄새를 맡으면 손, 발, 얼굴이 오그라드는 증세가 생긴다.

　　대장조증(大腸燥症)이 생기면 대장 운동이 잘 안 되고, 요추의 대장 혈에 의해 척추의 비틀어짐이 심하게 나타나기 때문에 허의 통증이 심하게 나타난다. 대변의 소통이 원활하지 못하고 소화가 잘 안 되며, 머리가 무겁고 호흡이 나빠지며, 심장이 약해 압이 차고 힘들어진다. 대장냉증(大腸冷症)이 생기면 대장 스스로 움직이는 기능이 떨어지고 대변이 잘 내리지 못하며, 호흡이 부자유하고 잘 먹지 못한다. 또 간이 뭉치고 심한 경우에는 간경화 증세도 나타나며, 어깨의 통증 및 움직임이 부자유하게 된다.

　　대장의 습증이나 대장의 냉증이 생기면 희고 매운맛이 나는 마늘 1알 중파 하얀 부분 1개, 양파 반 개, 무 주먹만 하게 준비해 같이 갈아서 짠 후 하루 한 잔씩 마시면 도움이 된다.

방광풍증(膀胱風症)이 생기면 방광 스스로 움직이는 기능이 떨어지기 때문에, 소변을 보면서 다 눈 것으로 착각해 옷을 올리면 계속 나온다든지, 또는 소변감을 못 느끼는데도 소변이 그냥 나온다든지 하는 증세가 나타나며, 잠을 자다가도 소변을 보는 경우도 있다.

방광열증(膀胱熱症)이 생기면 방광에 염이 생기게 되고 소변을 자주 본다. 소변을 보면 혈이 나오는가 하면 심장의 맥박이 빨라지며 선골통이 생긴다. 소장이 약해지며 먹기를 싫어하고 귀 울림이 생기며, 머리가 아프고 눈뜨기가 부자연스럽고 뒷목이 당기며 척추가 긴장된다.

방광습증(膀胱濕症)이 생기면 얼굴이 검어지며 소변을 보려 해도 시원하게 나오지 않고 이명이 들린다. 종아리가 뭉치고 뒷목에 부담이 오며, 심장에 압이 차고 위가 약해지며, 비장이 뭉치고 메스꺼워지고 폐에 압이 차는 것으로 나타난다.

방광조증(膀胱燥症)이 생기면 소변이 잘나오지 않고 간경화 증세도 나타나며, 심장으로 혈의 흐름이 원활하지 못한 심근경색(心筋梗塞) 증세가 나타난다.

방광조증(膀胱燥症)이 생기면 위와 무릎, 그리고 시력이 약해진다. 콩팥이 약해서 혈을 잘 걸러주지 못해 혈이 탁해지며, 심한 경우에는 고지혈 증세도 나타나게 된다. 또한 몸속의 호르몬 조절이 잘 안 되어 마음의 중심을 잡지 못하고 정신분열 증세도 나타난다.

방광냉증(膀胱冷症)이 생기면 방광의 기능을 못 한다. 방광의 기능을 못 하면 의식을 잃고 쓰러지고 심장의 기능이 떨어지며 나중에는 사망에까지 도달하는 증상이다. 방광의 냉증이 나타나면 소변 불통 및 척추의 수축에 의해서 뇌 수압이 차게 되고, 뇌 수압이 차면 기억이 없어져 사람을 몰라보며, 사물을 이해 못 하고 심한 경우 치매 증세가 나타나기도 한다.

이상에서 병 증세의 기본적이고 기초적인 사항을 열거했다. 이것을 잘 참작하면 병의 관리 및 병이 생기게 된 원인을 파악하기 쉬우며, 생활에 잘 적용하면 조금은 도움이 될 수 있을 것으로 믿는다.

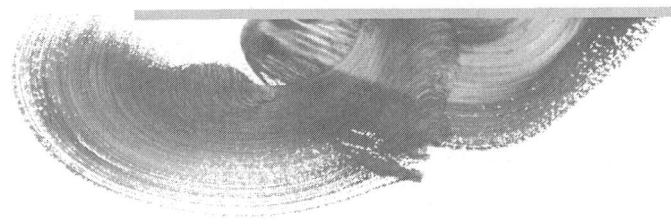

종합 편

　종합적으로 다시 짚어 보면, 병이 오는 원인은 본인 스스로가 만드는 것으로, 그 전에 엄마의 몸 상태에 따라서 태어난 아기도 영향을 받기 때문에 임신모의 몸 관리가 중요하다. 현재까지는 몸 관리가 잘못되었다 해도 임신 중에 관리를 잘못 함으로써 임신모 및 태아에게 악영향을 미친다. 임신 중에 관리만 잘하면 임신 전에 병이 있었다 해도, 임신모와 태아가 10개월 동안에 건강한 상태로 돌아갈 수가 있다는 것을 명심하고 관리를 잘해야 한다.
　임신 중에 먹기 싫고 냄새만 맡아도 구역질 나는 맛의 음식은 필요한 성분의 음식이므로 억지로 조금씩 먹어 주어야 하고, 먹고 싶고 자꾸 찾아지는 음식의 맛은 넘치는 음식의 맛이니 조금씩 줄여 주어야 한다. 이러한 방법을 지키면 먹기 싫어했던 음식의 맛이 먹어지고, 많이 찾았던 음식의 맛이 덜 찾아지게 되면 몸의 나쁜 증세가 서서히 좋게 변하고 있는 중이며 건강해지고 있는 것이다. 임신모와 태아도 다 건강하게 변하고 있는 것이다.

건강하게 태어난 후에도 생활에 따라서 건강하게도 살 수 있고 건강하지 않게 살면서 병을 만들 수도 있다. 건강하게 살기 위해서는 제일 먼저 식생활을 잘해야 한다. 본인의 양에 맞게 아침, 점심, 저녁 3끼니를 규칙적으로, 일정하게 섭취해야 한다. 또한 계절에 맞는 음식을 먹어야 한다.

그 계절에 수확되고 그 계절에 힘이 있는 것들이 그 계절을 이기게 도와주기 때문이다.

또한 자기가 살고 있는 지형에서 자란 것을 먹어야 한다. 높은 곳에 살면 높은 곳에서 자란 것을 먹고, 낮은 곳에 살면 낮은 곳에서 자란 것을 먹어야 한다. 습한 곳에서 살면 습한 곳에서 자란 것들을 먹고, 건조한 곳에서 살면 건조한 지역에서 자란 것을 먹어야 한다. 높은 곳에서 자란 것들은 흡수가 빠르며, 낮은 곳에서 자란 것들은 윤활이 많다. 습한 곳에서 자란 것들은 습(濕)을 막을 수 있는 조(燥)한 성질이 있으며, 조한 곳에서 자란 것들은 조한 성질을 막을 수 있는 습한 기능이 있기 때문이다. 그 환경에서 적응하고 자란 것들이 그 환경에서 살고 있는 사람에게 환경에 영향을 받아 무리가 오는 것을 이길 수 있게 도움을 준다는 것이다.

소식(小食)이 좋다고들 하나 한 번 살펴보면, 본인의 정량보다 더 많이 먹으면 많이 먹은 만큼의 열량이 지방화해서 몸에 비축되어 장기에 악영향을 주기 때문에, 정량 이상을 먹는 것은 바람직하지 않다. 건강을 위해 정량을 먹자는 것일 뿐, 만일 육체를 심하게 움직여 몸에 무리를 주게 되었을 때는 그만큼의 양을 더 보충해 주어야 한다. 만약 부족한 만큼 보충을 못 하게 되면 장기에 무리가 가고, 그로 인해서 병이 생긴다. 소식이란 운동량이 적고 힘쓰는 일이 적으며, 책을 읽거나 쓰는 일이 주된 일인 과거 양반들이 식생활에 의해 비대해지고 안 움직여서 하복부가 팽만해져 거동이 불편하고 건강에 나쁜 것을 알고 그것을 방지하기 위해 나온 것이다. 몸을 덜 움직이는 만큼 정량보다 적게 먹어서 몸에 무리를 주지 않도록 적게 섭취하게 한 것이며, 운동이 부족하고 하부에 힘을 주지 않아 하복부가 처진 양반들을 위해 하복부에 힘을 주도록 하기 위해 복식호흡을 권장하기도 했던 것이다.

정량의 식사는 두 주먹을 합한 만큼의 밥과 국 한 대접, 반찬은 밥의 1/3, 물 한 컵 정도이다. 덜 움직이는 사람은 정량에서 한 스푼 또는 두 스푼을 덜고 먹으면 되고, 평시보다 몸을 많이 움직일 때는 한 스푼 또는 두 스푼을 더 먹으면 정량이 된다.

육체적으로 힘든 일을 하는 사람들은 정시 말고 사이에 간식을 먹어 주어야 견딜 수 있다.

현대를 살아가는 우리들은 너무 잘못된 일부의 지식에 의해 포장되다 보니 문제가 많이 생긴다. 무조건 좋다는 식의 홍보는 한 번쯤 생각해 보아야 할 일이다. 어느 하나 안 좋은 것이 어디 있는가? 추운 지방 사람들에게 더운 지방의 좋은 것들을 먹여 보자. 그러면 몸에 이상이 오고 병이 생기기 시작한다. 추운 지방의 사람들은 추위 때문에 열량이 많은 식품과 지방을 먹어야 추위를 이길 수 있다. 열대 지방에서 나는 식품들을 먹게 되면 그 성질이 냉하기 때문에 추위에 수축이 되는데, 냉한 성질 때문에 몸이 더 수축되어 병이 생기는 것이다. 더운 지방의 사람들에게 추운 지방에서 나는 식품을 먹여 보자. 그러면 몸에 이상이 오고 병이 생기고 만다. 더운 지방 사람들은 더위에 땀을 많이 흘리므로 수분이 많이 손실된다. 그러므로 수분이 많은 음식과 속이 냉한 성질의 식품을 먹어야 한다. 그런데 추운 지방에서 나는 식품, 지방이 많은 식품을 먹게 되면 안 그래도 더워서 늘어지는데, 더운 성질의 식품이 들어오면서 몸이 더 늘어지게 되어 병이 생기는 것이다.

이와 마찬가지로 고지대의 사람들에게 저지대에서 나는 것들을 먹여 보자. 그러면 병이 생긴다. 고지대에 사는 사람들은 보편적으로 왜소하다. 장이 저지대의 사람들보다 상대적으로 짧게 태어나기 때문에 소화가 빨리 되는 식품을 먹어야 되게 되어 있다. 고지대에서 나는 것들은 소화가 잘되고 흡수가 빠르다. 특히 날짐승인 닭이나 오리도 이에 해당된다. 만약 고지대의 사람들에게 저지대에서 생산되는 식품을 먹게 하면 윤활 성분이 많아 빨리 소통되기 때문에 소화가 안 된 상태로 배설되어 영양 공급이 부족하게 되어 병이 생긴다.

건조한 지역에 사는 사람들은 건조한 지역에서 생산된 식품들을 먹고 아무 이상 없이 살아가는데, 습한 지역에서 나는 식품을 섭취하면 병이 되고 만다. 건조한 사람들에게 습한 지역에서 나는 조(燥)한 성질이 강한 식품을 섭취하게 하면, 건조한데 더 건조해지기 때문에 몸에 이상이 오며 병이 생긴다. 또한 습한 지역에 사는 사람들은 습한 지역에서 생산되는 식품을 먹고 이상이 없이 사는데, 건조한 지역에서 생산된 습한 성질의 식품을 섭취하게 하면 병이 생긴다. 습한 지역에서 나는 것들은 습을 이기는 조한 성질의 식품들인데, 조한 지역에서 생산된, 습이 많든지 습이 농축된 식품을 먹게 되면 몸에 이상이 오며 병이 생기게 되는 것이다.

　세계적으로 장수하는 마을의 사람들을 살펴보면, 그 지역에서 나는 것을 꾸준히 규칙적으로 섭취하는 사람들이며, 또한 꾸준히 몸을 움직이는 사람들이다. 아무리 좋은 식품일지라도 나와 환경이 맞지 않는 데서 자란 것이라든가 현 계절과 다른 계절의 것들은 도움이 되지 않고 해가 된다.

　아무리 인삼이 명약이라고 하나 내 몸의 상태와 맞추어 먹지 않으면 독과 같다. 인삼이 명약인 것은 열도 나게 하고 냉하게도 하는 두 가지 성질이 있기 때문이다. 만약에 몸에 열이 있는데 인삼을 따뜻하게 달여 먹으면 열이 더 난다는 말이다. 다시 말하면 몸이 냉한 사람에게 우유에 인삼가루를 타서 마시게 하면 더 냉해지기 때문에 나쁘다는 말이다. 그 이유는 우유가 냉한 성질인데 인삼마저 차게 먹으면 냉하게 하기 때문에 냉한 몸을 더 냉하게 해 오히려 몸을 상하게 하고 병이 생기게 하는 것이다.

　이렇게 무엇을 어떻게 먹느냐 하는 것을 생각하고 연구하면 생활에 도움이 될 줄 믿는다.

　코피가 나고 붕루(崩漏, 하혈)를 하며, 더워서 땀을 흘리는 것이 아니라 이유 없이 땀을 흘리는 사람들에게 습지대 또는 물속에서 자라는 연근을 주먹만 하게 갈아서 짜서 먹게 하고, 찌꺼기는 계란 노른자와 섞어서 전을 만들어 먹이면 현저하게 좋아진다. 또 몸이 건조하고 피부가 거친 사람들에게 선인장을 먹이면 도움을 줄 수 있다.

　인삼은 바람이 잘 통하는 음지에서 잘 자라며, 더덕은 양지바르고 높은 곳에서 잘 자란다. 인삼은 음지에서 자라면서 우리 몸의 양을 관리하고, 더덕은 양지에서 자라면서 우리 몸의 음을 관리한다. 인삼은 덥게 먹으면 덥게 하고 차게 먹으면 차게 하는 성질이 있고, 더덕은 덥게 먹으면 차지고 차게 먹으면 더워지는 효과가 있다. 그렇기 때문에 두 종류를 같이 섞으면 서로 성질이 달라 싸운다. 성질이 다른 두 가지를 싸우지 않고 우리 몸에 이롭게 하기 위해서, 인삼과 더덕을 끓일 때 대추 2알과 생강 3쪽을 넣고 끓여서 손바닥 온도로 식힌 다음 섭취하면 음양의 장기 모두에 도움이 되는 명약이 된다.

　천일염은 우리 몸에 없어서는 안 될 중요한 성분 중의 하나이다. 현재 우리가 먹는 소금은 정제된 것과 정제되지 않은 두 종류로 구분된다. 천일염을 정제해 먹어야 하는 이유는, 소금은 끌어 모으는 성질 때문에 좋은 성분도 흡수하겠지만 독성도 같이 흡수하기 때문에, 적게 먹었을 때는 큰 문제가 없지만 많이 먹으면 인체에 해를 줄 수 있다. 독성은 열을 가하면 증발하므로 열을 가해 볶아서 독성을 없애는 것이 좋으나, 볶는 과정에서 독성이 증발하며 냄새가 심하게 나기 때문에 볶기가 매우 힘들 수 있다. 그러므로 한 번 볶을 때 주걱으로 저어 주다 튀는 소리가 나기 시작하면 뚜껑을 덮으면 막 튀다가 조용해진다. 이때 뚜껑을 열고 저어 주면 다시 튀기 시작한다. 그러면 다시 뚜껑을 덮어 주기를 6번 하고 나면 독성이 거의 없어지게 된다. 일반 소금은 넣으면 넣을수록 맛이 짜지지만, 볶은 소금은 일정량을 넣어도 더 짜지지가 않는다. 그러므로 더 짜지지 않는 양보다 조금 적게 넣으면 적당할 것이다. 물 1컵에 볶은 소금 티스푼으로 깎아서 하나를 넣고 잘 저어 마시면 링거 한 병 주사한 것의 60% 정도와 같은 효과가 있다.

세상에는 맛없는 것이 하나도 없다. 그러나 우리는 맛이 있다 없다는 표현을 쓰고 있다. 다시 생각해 보면 접해 보지 않았거나 즐겨 먹지 않은 식품들은 맛이 없다고 표현하는 것이고, 자주 먹든지 즐겨 먹는 것들을 맛이 있다고 표현하는 것 같다.

어떤 맛이든 먹기를 습관화해 보면 그 맛을 느낄 수 있으며, 그 맛을 느낄 때 몸에서는 그 맛을 분해, 처리할 수 있게 되며, 그 맛을 필요로 하는 장기의 영양이 되어 주는 것이다.

먹었다 안 먹었다, 많이 먹었다 적게 먹었다 하게 되면, 그 맛을 분해·흡수·처리하는 일을 하지 않게 되며, 다시 그 맛이 들어와도 분해를 못 해 몸에 무리가 될 수 있다. 평상시 일정하게 음식을 섭취했을 경우에는 다른 물질이 들어와도 즉시 분해, 흡수하는 기능을 발휘할 수 있지만, 불규칙하게 음식을 먹었을 경우에는 그렇지 못하다는 말이다.

옛날 충청도 어느 마을에서 살던 사람이 음식을 골고루 먹지 않고 불규칙한 식습관이 있었는데, 먹는 물은 일급 약수였다. 그러던 어느 날 서울로 출장을 왔는데 목이 말라서 물 한 대접을 청해 마신 후 배탈이 나고 말았다. 그러나 그 물 역시 서울에서 일급수의 약수였던 것이다. 그렇다고 다른 무엇을 먹은 것이 없고 오직 물을 바꿔 먹었을 뿐인데, 평상시 먹었던 물과 서울에서 먹은 물은 성분의 차이 외에는 아무런 차이가 없었던 것이다.

다시 살펴보면, 식습관이 규칙적이고 고르지 못하고 단지 수분은 한 가지에 익숙해있던 장기가 처음으로 접해 보지 못한 새로운 성분이 들어오니 처리를 못 해 나타난 증세였다. 그 다음 날부터는 같은 물을 마셨는데도 아무런 이상이 없었던 것이다. 이와 같이 순수한 물 하나를 마시는 데에도 평상시 식습관이 규칙적이고 고르지 못하면, 단순히 물의 성분이 다른 것 하나 때문에, 처리해 보지 못한 성분이 갑자기 들어오니 처리할 생각을 못 해 그대로 내보냈던 것이다.

그래서 평상시 음식의 맛을 골고루 먹으면 문제가 없으나 불규칙하고 고르게 먹지 못한 사람들에게서 문제가 생기며, 그로 인해 병이 생기는 것이다. 되도록이면 일주일을 요일을 정하고 반찬을 골고루 정해서, 한 끼니에 3찬을 하며 요일마다 다르게 먹도록 하여 종류가 많게 골고루 먹는 것이 건강에 도움이 될 수 있으니 한 번쯤 생각해 보기 바란다.

우리가 살아가는 데 제일 먼저 버려야 할 것이 욕심이다. 욕심을 부리면 꼭 부린 만큼 적이 생긴다. 욕심의 시작은 먹는 것에서부터 시작된다. 만약 많이 먹어서 몸에 좋고 도움이 되면 많이 먹어야 되겠지만, 많이 먹은 만큼 몸이 무겁고 불편해지는데도 계속 많이 먹으면 몸을 상하게 한다. 그런데도 먹는 데 정신이 팔려 욕심을 내고 있는 것이다.

음식을 먹는다는 것은 몸을 움직이게 하고, 생각하고 보고 듣고 하기 위해 필요로 하는 연료이다. 많이 먹어서 몸을 더 잘 움직인다든지, 보고 듣고 생각하는 것이 더 좋아진다면 많이 먹어야 되겠지만, 많이 먹으면 오히려 몸이 둔해지고 나태해질 뿐이다. 그러므로 내 몸에 맞는 정량의 음식을 먹음으로써 더 먹을 욕심을 안 부리고, 욕심을 안 부리니 건강하고 정신이 맑아지는 것이다. 또 정신이 맑아지니 세상이 아름다워지는 것이다.

음양오행(陰陽五行)

　　음양오행(陰陽五行)이란 자연을 다섯 가지로 구분하여, 나무는 木, 불은 火, 흙은 土, 쇠는 金, 물은 水로 구분하였다. 자라나는 나무를 목으로 표현하였으며, 활활 타는 불을 화로 표현하였으며, 대자연의 디딤이 되는 땅을 土로 표현하였으며, 땅속의 암석(巖石) 및 단단한 성분들을 金으로 표현하였으며, 땅위나 땅속을 흐르는 액(液)을 水로 표현하여 대자연의 축소판(縮小版)으로 우리의 인체(人體)를 설정하여 보았던 것이다.

　　음양(陰陽)이란 한가지의 모습이 아닌, 두 종류로 구분하는 것으로, 서로 대칭(對稱)이 되는 것을 말하며, 하늘과 땅, 환하고 어두운 것, 남자와 여자, 큰 것과 작은 것, 많이 움직이는 것과 덜 움직이는 것, 앞과 뒤, 밀고 당기기, 호

(呼)와 흡(吸), 길고 짧은 것, 빠르고 느린 것, 선(善)과 악(惡)과 같이 우리의 몸을 구성하는 모든 장기 및 기능을 음양으로 구분하였으며, 간과 담, 심장과 소장, 비장과 위, 폐와 대장, 신장과 방광, 충수돌기와 편도선, 부신과 갑상선, 회음(會陰)과 백회(百會), 이마와 엉덩이, 좌측 팔과 우측 다리, 우측 다리와 좌측 팔, 입과 항문과 같이 서로가 정 반대의 위치 움직임 및 감각으로 견주게 하는 것을 음양(陰陽)이라고 한다.

음(陰)과 양(陽)의 힘이 같거나 비등하여야 이상이 없으며 한쪽으로 쏠리면 문제가 발생하는 것이다. 오행(五行)을 인체에 적용시키고 오행을 음양으로 적용시키기 때문에 음양오행(陰陽五行)이라고 명칭을 부여하였다.

장기(臟器)와 음양(陰陽)의 관계

오장육부(五臟六腑)를 장의 장기, 부의장기로 구분하였으며, 장의 장기인 간, 심장, 비장(췌장(膵臟)), 폐, 신장과 같이 덩어리로 되어 있는 장기를 음의 장기라 하고, 담, 소장, 대장, 위, 방광과 같이 속이 텅 빈 주머니나 창자의 장기를 양의 장기로 구분하였으며, 간과 담을 木이라 하고,

심장과 소장을 火라 하며, 비장과 위를 土라 하며, 폐와 대장을 金이라 하고, 신장과 방광을 水라 하여, 목과 토가 음양이요, 토와 수가 음양이요, 수와 화가 음양이며, 화와 금이 음양이고, 금과 목이 음양이다.

우주의 대자연이나 인체를 살펴보면, 이렇게 음양으로 서로 견제하게 하여, 대자연 및 인체가 변하여 상하지 않게 되어 있으나, 우리가 그것을 모르고 관리를 잘못함으로써 자연은 자연대로 인체는 인체대로 상하게 되는 것이며 병이 생기게 되는 것이다.

목과 토가 같거나 비등하면 이상이 없지만 만약 목이 토보다 강하면 토는 약하여 지는 것이고, 목이 강하니 금도 약하여지는 것이다. 이 과정에서 목 중에서도 음이 강한 것인지 양이 강한 것인지 구분하여야 되는 것이다.

목(木)의 양(陽)이 강하면 목의 음은 약하여지고, 목의 양이 강하니 토의 양은 약하여지며 토의 음은 강하여지기 때문에, 목의 양과 토의 음은 같이 변하는 존재이며, 목의 음과 토의 양이 같이 움직여 변한다는 것이다.

예를 들면 심장 벽의 혈이 덜 흘러 막힘이 오면 심근경색증(心筋梗塞症)이라 한다. 그러나 그러한 환자를 자세히 살펴보면 방광이 아주 약한 것을 볼 수가 있다.

심장근육이 뻣뻣해지는 상황에 심장을 치료하여도 별

차도가 없으나, 약해진 방광의 기능을 치료하게 되면, 심장의 기능이 다시 돌아오는 것을 볼 수가 있다. 그것은 火의 陰이 약하면 水의 陽이 약하게 나타나기 때문이다.

토와 수가 같거나 비등하면 이상이 없으나, 만약 토가 수보다 강하면 수는 약하여지는 것이며, 토가 강하니 목이 약하여지는 것이다.

이 과정에서 토의 양이 강하면 토의 음이 약하여지며, 토의 양이 강하면 수의 양이 약하여지고 수의 양이 약하기 때문에 수의 음은 강하게 나타나는 것이고, 반대로 토의 음이 강하면 토의 양은 약하여지며, 토의 음이 강하기 때문에 수의 음이 약하여지며, 수의 음이 약하기 때문에 수의 양이 강(強)하여지기 때문에 토의 양과 수의 음이 같이 나타나며, 토의 음과 수의 양이 같이 나타나며 변하는 것이다.

수와 화가 비등하거나 같으면 이상이 없으나, 만약 수가 화보다 강하면 화가 약하여지며, 수가 강하니 토도 약하여지는 것이다.

이 과정에서 수의 양이 강하면 수의 음이 약하여지며, 수의 양이 강하니 화의 양이 약하여지며, 화의 양이 약하기 때문에 화의 음이 강하게 나타나는 것이며, 반대로 수의 음이 강하면 수의 양이 약하며, 수의 음이 하니 화의 음이 약하여지고 화의 음이 약하니 화의 양이 강하게 나타나는 것이며, 수의 양과 화의 음이 같이 변하며, 수의 음과 화의 양이 같이 변하여 나타나는 것이다.

화와 금이 비등하거나 같으면 이상이 없으나, 만약 화가 금보다 강하면 금은 약하여지고, 화가 강하므로 수도 약하여지는 것이다.

이 과정에서 화의 양이 강하면 화의 음이 약하여지고, 화의 양이 강하므로 금의 양이 약하여지며, 금의 양이 약하므로 금의 음이 강하게 나타나며, 반대로 화의 음이 강하면 화의 양이 약하여지고, 화의 음이 강하기 때문에 금의 음이 약하여지며, 금의 음이 약하기 때문에 금의 양이 강하게 나타나는 것이며, 화의 양과 금의 음이 같이 변하여 나타나며, 화의 음과 금의 양이 같이 변하여 나타나는 것이다.

금과 목이 비등하거나 같으면 이상이 없으나, 만약에 금이 강하면 목이 약하게 나타나며, 금이 강하기 때문에 화가 약하게 나타난다.

이 과정에서 금의 양이 강하면 금의 음이 약하여지며, 금의 양이 강하므로 목의 양이 약하여지며, 목의 양이 약하기 때문에 목의 음이 강하여지며, 반대로 금의 음이 강하면 금의 양이 약하여지며, 금의 음이 강하기 때문에 목의 음이 약하여지며, 목의 음이 약하기 때문에 목의 양이 강하게 나타나는 것이고, 금의 양과 목의 음이 같이 변하여지며, 금의 음과 목의 양이 같이 변하여 나타난다.

상생(相生)과 상극(相剋)

상생(相生)이란 서로 도와주는 것으로 흔히들 생각하고 있을 것이다. 그것은 상(相)을 서로라고 읽으면 서로 도와주는 것이 맞다.

우리는 상생정치를 하자, 하는 것은 어디까지나 상생(相生)이 서로를 돕는 것으로 생각하면 말이 되지만, 오행상의 상생으로 결부(結付)지어 표현한다면 뜻이 전혀 다른 것이다.

상(相)자를 서로라는 의미를 주면 서로 생(生)이지만, 오행(五行)상의 상(相)은 무엇이 무엇을 또는 누가 누구에게로, 나타내므로 표현자체(表現自體)가 다르기 때문에 주의하기 바란다.

오행상의 상생이란? 누가 누구를, 무엇이 무엇을 도와주는지 또는 누가 누구에게, 무엇이 무엇에게 힘을 전달하는지 또는 누가 누구를, 무엇이 무엇을 살려주는지 라는 표현이다.

한번 살펴보면, 목 생(生) 화라고 하면, 목이 화를 살려준다, 다시 말하면 나무와 나무를 비비니 불이 생기더라 하여, 목 생화라 하며, 나무와 불이 서로를 돕는다, 라거나 나무와 불이 서로 살려 준다 라고 하지 않는다는 말이다.

木生火, 火生土, 土生金, 金生水, 水生木이라 하며, 이것을 火生木, 土生火, 水生金, 木生水라 하면 잘못된 것이다.

木이 火를 生하지만, 火는 木을 죽이는 살(殺)이 된다.

相生과 反對인 相殺의 關係

목생화(木生火) 하면   반대로는   화살목(火殺木)이 되며,
화생토(火生土) 하면   반대로는   토살화(土殺火)가 되고,
토생금(土生金) 하면   반대로는   금살토(金殺土)가 되며,
금생수(金生水) 하면   반대로는   수살금(水殺金)이 되며,
수생목(水生木) 하면   반대로는   목살수(木殺水)가 되는 것이다.

나무와 나무를 비비니 불이 생기며,   목생화(木生火).
불은 타고 나서 재가 되며 재는 흙이 되더라,   화생토(火生土).
흙은 오래되니 쇠로 변하더라,   토생금(土生金).
쇠는 물을 고이게 하더라,   금생수(金生水).
물은 나무를 키우더라,   수생목(水生木).

불은 나무를 태우더라,　　　　　　화살목(火殺木).
흙은 불을 끄더라,　　　　　　　　토살화(土殺火).
쇠는 흙을 없애더라,　　　　　　　금살토(金殺土).
물은 쇠를 분해시키더라,　　　　　수살금(水殺金).
나무는 물을 흡수하더라,　　　　　목살수(木殺水).

　相剋이란? 서로가 반대가 되는 것이 아니며, 서로가 이기는 것이 아니라, 누가 누구에게 뺏는다, 이긴다, 라는 것이며, 그것을 살펴보기로 하겠다.

　목 극 토 하면, 나무는 흙에서 영양을 뺏어먹고, 토 극 수 하면, 흙은 물을 삼키며, 수 극 화 하면, 물은 불을 끄고, 화 극 금하면, 불은 쇠를 녹이며, 금 극 목 하면, 쇠는 나무를 부러트리고,

　목 극 토, 토 극 수, 수 극 화, 화 극 금, 금 극 목 이라 하며, 이것을 토 극목, 수 극 토, 화 극 수, 금 극 화, 목 극 금 이라 표현하는 것은 잘못된 것이다.

　토 극 목 이 아닌, 토 이 목으로 표현하여야 하며, 그것은 흙은 나무를 이롭게 한다는 것이기 때문이다.

相剋과 反對인 相利의 關係

목극토(木剋土) 하면,   반대로 토이목(土利木) 이요,
토극수(土剋水) 하면,   반대로 수이토(水利土) 이며,
수극화(水剋火) 하면,   반대로 화이수(火利水) 이며,
화극금(火剋金) 하면,   반대로 금이화(金利火) 이며,
금극목(金剋木) 하며,   반대로 목이금(木利金) 이다.

나무는 흙에서 영양을 빨아먹고,   목극토(木剋土).
흙은 물을 흡수하고,   토극수(土剋水).
물은 불을 끄고,   수극화(水剋火).
불은 쇠를 녹이고,   화극금(火剋金).
쇠는 나무를 부러트리고,   금극목(金剋木).

흙은 나무를 키우고,   토이목(土利木).
물은 흙을 적셔 촉촉하게 하며,   수이토(水利土).
불은 물을 증발시켜 하나로 모이게 하고,   화이수(火利水).
쇠는 불을 밝게 하고,   금이화(金利火).
나무는 쇠를 빛나게 한다.   목이금(木利金).

음양오행(陰陽五行)과 장부(臟腑)의 관계

인체의 장기를 음양으로 구분하였으며, 장기를 오행에 접목하였다.

음의 장기는 간, 심장, 비장, 폐, 신장 등을 말하며, 양의 장기는 담 주머니, 소장 관, 대장 관, 위주머니, 방광주머니 등으로 구분하였다.

24시간 쉬지 않고 움직이는 장기를 양의 기능을 한다 하고, 때가 되면 움직이는 장기를 음의 기능을 하는 장기로 구분한다.

음의 장기 중에, 음의 일을 하는 장기는, 간, 비장, 신장이며, 음의 장기 중 양의 일을 하는 장기는, 심장과 폐이다. 음의 장기 중 간, 비장, 신장의 장기는 음중의 음이기 때문에 태음(太陰)이다. 음의 장기 중 심장, 폐는 음중의 양이기 때문에 소음(少陰)이다.

양의 장기이면서 음의 일을 하는 장기는 담, 위, 방광이며, 양의 장기이면서 양의 일을 하는 장기는 소장과 대장이다. 양의 장기 중 담, 위, 방광의 장기는 양중의 음이기 때문에 소양(少陽)이다. 양의 장기 중 소장, 대장의 장기는 양중의 양이기 때문에 태양(太陽)이다.

이들의 장기를 오행으로 다시 구분하여보면,

	음의장기	양의장기
목성	간	담
화성	심장	소장
토성	비장	위
금성	폐	대장
수성	신장	방광

간이 뭉치면 심장에 영향을 미치며,
심장이 뭉치면 비장에 영향을 미치며,
비장이 뭉치면 폐에도 영향을 미치며,
폐가 뭉치면 신장에 영향을 미치며,
신장이 뭉치면 간에 영향을 미칠 수 있으니,
이것이 상생이다.

간이 나쁜 사람이 갑자기 심장의 색인 붉게 나타나면 위험하며, 심장이 나쁜 사람이 갑자기 비장의 색인 누런색이 나타나면 위험하고, 비장이 나쁜 사람이 갑자기 폐의 색이 창백하여지면 위험하고, 폐가 나쁜 사람이 갑자기 신장의 색인 때 탄 듯하면 위험하며, 신장이 나쁜 사람이 갑자기 간의 색인 푸른 기가 보이면 위험하다, 라는 것이 바로 상살(相殺)에 해당되는 것이다.

간이 뭉치면 비장이 약하여지고,
비장이 뭉치면 신장이 약하여지며,
신장이 뭉치면 심장이 약하여지며,
심장이 뭉치면 폐가 약하여지며,
폐가 뭉치면 간이 약하여지는 것이다.
이러한 것을 상극(相剋)이라 한다.

비장이 튼튼하면 간이 튼튼하여지며,
신장이 튼튼하면 비장이 튼튼하여지며,
심장이 튼튼하면 신장도 튼튼하여지며,
폐가 튼튼하면 심장이 튼튼하여지며,
간이 튼튼하여지면 폐가 튼튼하여지는 것이다.
이러한 것을 상이(相利)라고 한다.

오행을 살펴보겠다.

木이 크면?
木이 크면 土가 약하여지며, 木이 크니 金도 약하여지고, 土가 약하니 土의영향을 받은 金도 약하게 나타나며, 木과土의 중간인 火는 변화가 없으며, 金과 木의 중간인 水도 변화가 없이 본래의 상태를 유지한다. 계곡에 물이 흐르고 나무가 울창하니 땅은 점점 줄어들어드는구나, 나무가 빽빽하나 아직은 잎과 잎 사이로 태양에 의해 빛이 들어와 환하다. 간이 뭉치니, 비장과 폐는 약하여지고, 심장과 신장은 이상이 없다. 담이 약하면, 양의 장기인 위와 대장도 뭉치며, 소장과 방광은 이상이 없다.

火가 크면?

火가 크면 金이 약하여지고, 火가 크니 水도 약하여지며, 金이 약하니 水도 약하게 나타나며, 火와 金의 중간에 있는 土는 변화가 없으며, 火와 水의 중간인 木도 변하지 않으며 본래의 상태를 유지한다. 태양이 뜨거우니 물이 증발하여 줄어들고, 흙은 푸석하며, 나무는 푸르나 잎이 처지며, 더위를 피할 곳이 없구나. 심장이 뭉치면, 폐와 신장은 약해지고 간과 비장은 이상이 없다. 소장이 약하면, 양의 장기인 대장과 방광도 뭉치며, 담과 위는 이상이 없다.

土가 크면?

土가 크면 水가 약하여지고, 土가 크니 木도 약하여지며, 水가 약하니 木도 약하게 나타나며, 土와 水의 중간인 金은 변화가 없으며, 土와 木의 중간인 火도 변하지 않으며 본래의 모습을 유지한다. 넓은 황야에 물도 없고 나무도 없으니 암석이 여기 저기 있으며, 태양 빛을 피할 곳이 없으니 태양은 따갑구나. 비장이 뭉치면, 신장과 간이 약하여지고 심장과 폐는 이상이 없다. 위가 약하면, 양의 장기인 방광과 쓸개도 뭉치며, 소장과 대장은 이상이 없다.

金이 크면?

金이 크면 木이 약하여지고, 金이 크니 火도 약하여지며, 木이 약하니 火도 약하여지는 것이며, 金과 木사이 水는 변화가 없고, 金과 火사이의 土도 변화가 없이 본래의 모습을 유지한다. 암반계곡사이로 시원하게 물이 흐르고, 계곡이 깊으니 그늘지고 침침하구나. 폐가 뭉치면, 간과 심장은 약하여지고, 신장과 비장은 이상이 없다. 대장이 약하면, 양의 장기인 쓸개와 소장이 뭉치며, 방광과 위는 이상이 없다.

水가 크면?

水가 크면 火가 약하여지고, 水가 크니 土도 약하여 지며, 火가 약하니 土도 약하여지는 것이며, 水와 火사이 木은 변하지 않으며, 水와 土사이의 금도 변하지 않고 본래의 모습을 유지한다. 암벽사이로 물이 흘러 고여 연못이 되며, 주위에 나무가 푸르며 안개가 자욱하니 습하더라. 신장이 뭉치니, 심장과 비장이 약하여지며, 간과 폐는 이상이 없다. 방광이 약하니, 양의 장기인 소장과 위가 뭉치며, 담과 대장은 이상이 없다.

木이 작으면?

木이 작으면 金이 크며, 木이 작으니 土도 커지며, 土가 크니 金도 크며, 木과 金사이의 水는 변하지 않으며, 木과 土사이의 火도 변하지 않고 본래의 모습을 유지한다. 땅이 넓고 바위가 많으니 잡풀만 있고, 군데군데 물이 고이며 하늘은 맑고 푸르다. 간이 약하니, 폐와 비장이 뭉치며, 심장과 신장은 이상이 없다. 담이 뭉치면, 대장과 위가 약하며, 소장과 방광은 이상이 없다.

火가 작으면?

火가 작으면 水가 커지며, 火가 작으니 金도 커지며, 火와 水사이인 木은 변화가 없으며, 火와 金사이인 土도 이상이 없다. 암벽으로 물이 폭포와 같이 떨어지며 계곡으로 콸콸 흐르고, 주위에 나무가 무성하며 빛이 잘 들지 못하니 습하고 침침하구나. 심장이 약하면, 신장, 폐가 뭉치며 간과 비장은 이상이 없더라. 소장이 뭉치면 방광, 대장이 약하며, 담과 위는 이상이 없다.

土가 작으면?

土가 작으면 木이 크며, 土가 작으니 水도 커지며, 土와 木사이의 火는 변화가 없으며, 土와 水사이의 金도 변하지 않고, 원래의 상태를 유지한다. 나무가 우거지고 바위바위 사이로 물이 흐르고, 햇빛이 들어 밝게 비친다.비장이 약하면 간과 신장이 뭉치며, 심장과 폐는 이상이 없다. 위가 뭉치니 쓸개와 방광이 약하며, 소장과 대장은 이상이 없다.

金이 작으면?

金이 작으면 火가 크고, 金이 작으니 木도 커지며, 金과 火사이의 土는 변화가 없으며, 金과 木사이의 水도 변하지 않으며 원래의 상태를 유지한다. 폐가 약하면 간과 심장이 뭉치며, 비장과 신장에는 이상이 없다. 대장이 뭉치니 쓸개와 소장도 약하며, 위와 방광은 이상이 없다.

水가 작으면?

水가 작으면 土는 크고, 水가 작으니 火도 커지며, 水와 土사이의 金과, 水와火사이의 木이 약하다. 신장이 약하니 비장과 심장이 뭉치며, 폐와 간은 이상이 없더라. 방광이 뭉치니 위와 소장이 약하며, 대장과 쓸개는 이상이 없다.

木이 크고 火가 크면?

木이 크고 火가 크면, 金이 작으며, 木과 火가 크니 土도 커지려 하고, 金과 木사이의 水는 작아지려 한다. 간과 심장이 뭉치면, 폐는 약하여지고, 비장은 뭉치려 하고 수는 약해지려 한다. 담과 소장이 약하면, 대장이 뭉치고, 위가 약해지려 하고 방광이 뭉치려 한다.

木이 크고 土가 크면?

木이 크고 土가 크면 火가 커지려 하고, 金과 水는 변화가 없다. 간과 비장이 뭉치면, 심장이 뭉치려 하고, 폐와 신장은 이상이 없다. 담과 위가 약하면, 소장이 약해지려 하고, 대장과 방광은 이상이 없다.

木이 크고 金이 크면?

木이 크고 金이 크면 水도 커지려 하며, 火, 土는 이상이 없다. 간과 폐가 뭉치면, 신장도 뭉치려 하고 심장과 비장은 이상이 없다. 담과 대장이 약하면, 방광이 약해지고 소장과 위는 이상이 없다.

木이 크고 水가 크면?

木이 크고 水가 크면 土는 작아지고, 木과 土사이의 心

이나 水와 土사이의 金은 변하지 않는다. 간과 신장이 뭉치니 비장은 약하여지고, 심장과 폐는 이상이 없다. 담과 방광이 약하고 위장이 뭉치고, 소장과 대장은 이상이 없구나.

木이 크고 火가 작으면?

木이 크고 火가 작으면, 土가 작으며 金과 水는 변화가 없다. 간이 뭉치고 심장이 약하면, 비장이 약해지고 폐와 신장은 이상이 없다. 담이 약하고 소장이 뭉치면, 위는 뭉치고 대장과 방광은 이상이 없다.

木이 크고 土가 작으면?

木이 크고 土가 작으면, 金은 작아지며, 火와 水는 변화가 없다. 간이 뭉치고 비장이 약하면, 폐는 약해지고 심장과 신장은 이상이 없다. 담이 약하고 위가 뭉치면, 대장이 뭉치고 소장과 방광은 이상이 없다.

木이 크고 金이 작으면?

木이 크고 金이 작으면, 土도 작으며 火와 水는 변화가 없다. 간이 뭉치며 폐가 약하니 비장은 약하며 심장과 신장은 이상이 없다. 담이 약하며 대장이 뭉치면 위장이 뭉치고 소장과 방광은 이상이 없다.

木이 크고 水가 작으면?

木이 크고 水가 작으면, 土가 작으며 金도 작고, 火는 변화가 없다. 간이 뭉치며 신장이 약하면, 비장도 약하여지고 폐도 약해지며, 심장은 이상이 없다. 담이 약하고 방광이 뭉치니. 위장이 뭉치고 대장도 뭉치며, 소장은 이상이 없다.

木이 작고 火가 크면?

木이 작고 火가 크면 水가 작으며, 土는 커지려 하며 金은 변하지 않는다. 간이 작고 심장이 뭉치면, 신장은 약하여지고 비장이 뭉치려 하고, 폐는 이상이 없다. 담이 크고 소장이 약하면, 방광은 뭉치며 위는 약하여지며, 대장은 이상이 없다.

木이 작고 土가 크면?

木이 작고 土가 크면, 金이 커지며 木과 土의 중간인 火는 변화가 없으며, 水는 작아지려 한다. 간이 작고 비장이 뭉치면, 폐도 뭉치며 심장은 이상이 없으나 신장은 약하여진다. 담이 뭉치고 위가 약하면, 대장은 약하여지고 소장은 이상이 없으나 방광이 뭉친다.

木이 작고 金이 크면?

木이 작고 金이 크면, 金과 木사이의 水는 변화가 없으며, 火는 작아지려 하고 土는 변화가 없다. 간이 약하고 폐가 뭉치면, 신장은 이상이 없으며, 심장이 약해지려 하고 비장은 이상이 없다. 담이 뭉치며 대장이 약하면, 방광은 이상이 없으며, 소장은 뭉치려 하고, 위는 이상이 없다.

木이 작고 水가 크면?

木이 작고 水가 크면 土가 약하고, 火도 약하며 金은 이상이 없다. 간이 약하고 신장이 뭉치면, 비장과 심장은 약하여지며, 폐는 이상이 없다. 담이 뭉치고 방광이 약하면, 위와 소장은 뭉치며 대장은 이상이 없다.

木이 작고 火도 작으면?

木이 작고 火도 작으면, 金이 크며 金과 木사이의 水와, 火와 金사이의 土는 변화가 없다. 간과 심장이 약하면, 폐는 뭉치고, 신장과 비장은 이상이 없다. 담과 소장이 뭉치면, 대장은 약하며 방광과 위는 이상이 없다.

木이 작고 土도 작으면?

木이 작고 土도 작으면, 金과 水는 변화가 없으며, 火는 작아진다. 간과 비장이 약하면, 폐와 신장은 이상이 없으나, 심장은 약해진다. 담과 위장이 뭉치니, 대장과 방광은 이상이 없으나 소장은 뭉치더라.

木이 작고 金도 작으면?

木이 작고 金도 작으면, 火와 土는 변화가 없으며, 水만 작아진다. 간과 폐가 약하면, 심장과 비장은 이상이 없으며, 신장만 약해진다. 담과 대장이 뭉치면, 소장과 위에 이상이 없으며, 방광이 뭉친다.

木이 작고 水도 작으면?

木이 작고 水도 작으면, 土는 크며 火와 金은 변화가 없다. 간과 신장이 약하면, 비장은 뭉치며 심장과 폐는 이상이 없다. 담과 방광이 뭉치면, 위장은 약해지고 소장과 대장은 이상이 없다.

火가 크고 土도 크면?

火가 크고 土도 크면, 水는 작아지며, 木과 金은 변화가 없다. 심장과 비장이 뭉치면, 신장은 약하여지고 폐와 간은 이상이 없다. 소장과 위가 약하면, 방광은 뭉치려 하고 대장과 담은 이상이 없다.

火가 크고 金이 크면?

火가 크고 金이 크면, 土가 커지려 하고 木과 水는 변화가 없다. 심장과 폐가 뭉치면 비장도 뭉치려 하고, 간이나 신장은 이상이 없다. 소장과 대장이 약하면, 위도 약해지려 하고 담이나 방광은 이상이 없다.

火가 크고 水가 크면?

火가크고 水가크면, 木이 커지려 하고 土와 金은 변화가 없다. 심장과 신장이 뭉치면, 간도 뭉치려 하고, 비장과 폐는 이상이 없다. 소장과 방광이 약하면, 담이 약해지고, 위와 대장은 이상이 없다.

火가 크고 土가 작으면?

火가 크고 土가 작으면, 水도 작아지고 金도 작아지며, 木은 변화가 없다. 심장이 뭉치고고 비장이 약하면, 신장과 폐는 약해지고 간은 이상이 없다. 소장이 약하고 위장이 뭉치면, 방광과 대장이 뭉치며 담은 이상이 없다.

火가 크고 金이 약하면?

火가 크고 金이 약하면, 木이 커지려 하며 土와 水는 변화가 없다. 심장이 뭉치고 폐가 약하면 간이 뭉치고 비장과 신장은 이상이 없다. 소장이 약하면 대장이 뭉치고 담이 약하여지며 위장과 방광은 이상이 없다.

火가 크고 水가 작으면?

火가 크고 水가 작으면, 金이 작고 木과 土는 변화가 없다. 심장이 뭉치고 신장이 약하면, 폐가 약해지고 간과 비장은 이상이 없다. 소장이 약하고 방광이 뭉치면, 대장이 뭉치며 담과 위는 변화가 없다.

土가 크고 金이 크면?

土가 크고 金이 크면, 木이 작아지며 火와 水는 변화가 없다. 비장이 뭉치고 폐가 뭉치면, 간은 약해지고 심장과 신장은 이상이 없다. 위가 약하고 대장이 약하면, 담이 뭉치며 소장과 방광은 이상이 없다.

土가 크고 水도 크면?

土가 크고 水도 크면, 金이 커지려 하고, 火와 木은 변화가 없다. 비장이 뭉치고 신장도 뭉치면, 폐가 뭉치려 하고, 심장과 간은 이상이 없다. 위가 약하고 방광도 약하면, 대장이 약해지고 소장과 담은 이상이 없다.

土가 크고 金이 작으면?

土가 크고 金이 작으면, 水가 작으며 火는 커지려 하고 木은 변화가 없다. 비장이 뭉치고 폐가 약하면, 신장이 약해지며 심장이 뭉치려 하고 간은 이상이 없다. 위가 약하고 대장이 뭉치면, 방광은 뭉치고 소장은 약해지려 하며 담은 이상이 없다.

土가 크고 水가 작으면?

土가 크고 水가 작으면, 木이 작고 火가 커지려 하며 金은 변화가 없다. 비장이 뭉치고 신장이 약하면, 간이 약해지고 심장이 뭉치려 하며 폐는 이상이 없다. 위장이 약하면 방광은 뭉치고 담이 뭉치며 소장은 약해지고 대장은 이상이 없다.

土가 작고 金이 크면?

土가 작고 金이 크면, 木이 작아지고 火도 작으며 水는 변화가 없다. 비장이 약하고 폐가 뭉치면, 간이 약해지고 심장도 약해지고 신장은 변화가 없다. 위장이 뭉치고 대장이 약해지면, 담이 뭉치고 소장이 뭉치며 방광은 이상이 없다.

土가 작고 水가 크면?

土가 작고 水가 크면, 火가 작고 木과 金은 변화가 없다. 비장이 약하고 신장이 뭉치면, 심장이 약해지고 간과 폐는 이상이 없다. 위장이 뭉치고 방광이 약하면, 소장이 뭉치고 담과 대장은 이상이 없다.

土가 작고 金이 작으면?

土가 작고 金이 작으면, 木이 크며 火와 水는 변화가 없다. 비장이 약하고 폐도 약하면, 간이 뭉치고 심장과 신장은 이상이 없다. 위가 뭉치고 대장이 뭉치면, 담이 약하고 소장과 방광은 이상이 없다.

土가 작고 水가 작으면?

土가 작고 水가 작으면, 金이 작으며 木과 火는 변화가 없다. 비장이 약하고 신장도 약하면, 폐가 약하며 간과 심장은 이상이 없다. 위장이 뭉치고 방광도 뭉치면, 대장이 뭉치고 담과 소장은 이상이 없다.

金이 크고 水가 크면?

金이 크고 水가 크면, 火가 작으며 土와 木은 변화가 없다. 폐가 뭉치고 신장도 뭉치면, 심장이 약해지고 간과 비장은 이상이 없다. 대장이 약하고 방광이 약하면, 소장이 뭉치고 담과 위장은 이상이 없다.

金이 크고 水가 작으면?

金이 크고 水가 작으면, 木과 火가 작으며 土는 변화가 없다. 폐가 뭉치고 신장이 약하면, 간과 심장이 약해지며 비장은 이상이 없다. 대장이 약하고 방광이 뭉치면, 담과 소장은 뭉치고 위장은 이상이 없다.

金이 작고 水가 크면?

金이작고 水가크면, 火와 土가 작으며 木은 변화가 없다. 폐가 약하고 신장이 뭉치면, 심장과 비장이 약하며 간은 이상이 없다. 대장이 뭉치고 방광이 약하면, 소장과 위장이 뭉치며 담은 이상이 없다.

金이 작고 水가 작으면?

金이 작고 水가 작으면, 火가 크며 木과 土는 변화가 없다. 폐가 약하고 신장도 약하면, 심장이 뭉치며 간과 비장은 이상이 없다. 대장이 뭉치고 방광이 뭉치면, 소장이 약해지고 담과 위장은 이상이 없다.

사상체질(四象體質)

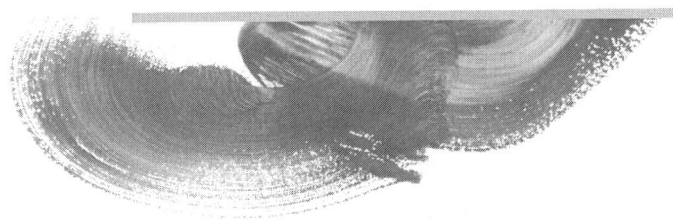

　　사상체질론은 1세기 전 한학자인 이제마 선생님에 의해서 처음으로 제기된 것으로서 인체를 4가지의 형태로 구분했다. 그 당시 일반 서민들은 변변한 인술(仁術)을 받을 수 없는 형편인 것을 이제마 선생께서 안타깝게 생각하시고, 전국의 산천을 돌며 각 지형 및 그곳에서 생산되는 음식물과 인체를 탐구, 연구했다. 그 결과 맛과 지형에 따라 모습이 다른 것을 알게 되었으며, 하늘과 가까운 상부가 발달되었으면 태양인이라 칭하고, 땅을 밟고 있는 하부골격이 발달되었으면 태음인이라고 칭하고, 앞·중부가 발달되었으면 소양인이라 칭하고, 중·후부가 발달되었으면 소음인이라 칭했다.

　　태양·태음·소양·소음은 어디까지나 발달된 부분을 구분

하기 쉽게 하기 위해 붙인 것이다. 태양인의 경우 상부인 폐와 심장이 크기 때문에 어깨가 넓으며 히프는 작다. 또 매운맛과 산간에서 나는 쓴 음식을 즐겨먹는 사람들이다. 갑자기 병이 들면 매운맛과 쓴맛의 음식을 줄여 주고, 약한 간이나 신장에 도움이 되는 어둡고 고소한 맛을 먹게 해 도움을 주기 위해, 전문적인 치료가 아닌, 간접적으로 돕기 위해 착안하고 연구해 체질을 구분했던 것이다. 이는 현대에 있어 다시 살펴보아야 하기 때문에 논해 보고자 한다.

4가지 형태의 인체의 모습을 사상체질이라고 부른다. 사상체질을 살펴보면, 태양인·태음인·소양인·소음인으로 나누어진다. 태양인은 폐와 심장이 크고 간과 신장이 작은 형태의 사람을 말한다. 모습을 살펴보면 상부가 크고 중하부가 왜소하다. 태음인은 간과 신장이 크며 폐와 심장이 작은 형태의 사람을 말하며, 모습을 살펴보면 골격이 굵고 키가 크며 어깨가 좁은 형태이다. 소양인은 대장과 소장이 크며 폐와 심장, 간, 신장이 작은 사람을 말하며, 모습은 상하부보다 중부가 발달되어 있어 배가 나오고 어깨가 좁다. 소음인은 방광과 담이 크며, 폐와 간이 작은 사람을 말한다. 모습은 중후부가 발달되었고 크다.

이렇게 인체의 모습은 4가지의 형태를 보이고 있는데, 더 세밀하게 구분하기 위해 8가지인 팔괘로 구분했다.

태양인의 경우 어깨만 넓고 폐가 큰 사람과 가슴이 두텁고 심장이 큰 사람으로 다시 둘로 구분되며, 태음인의 경우 키가 크고 신장(腎臟)이 큰 사람과 뼈대가 굵고 간이 큰 사람으로 다시 둘로 구분된다. 또한 소양인의 경우 배가 앞으로 볼록 나온 소장이 큰 사람과 배가 옆으로 퍼진 대장이 큰 사람으로 다시 둘로 구분되며, 소음인의 경우 엉덩이가 뒤로 볼록 나온 방광이 큰 사람과 엉덩이가 옆으로 퍼진 담이 큰 사람으로 다시 둘로 구분된다.

그 당시는 교통이 덜 발달되었으며 음식도 지역적으로 특색이 뚜렷했던 시대이다. 결혼마저도 일반인들은 같은 동네 아니면 이웃 동네에서 결혼했고, 음식마저도 평시 즐기던 대로 먹고 살았으며, 태어난 아이도 엄마 아빠를 닮은 체형을 유지했던 것이다.

그러나 현재를 살펴보자.

TV 시대가 옴으로 해서 지역적인 음식이 사라진 지 이미 오래이다. 사람들의 모습 또한 연애결혼 및 중매결혼이라 할지라도 본인의 선호에 맞아야 결혼을 하는 시대이다. 체형을 살펴보면, 키가 크고 작은 경우 이외에 거의 균형이 잡혀 있으며, 간혹 그 시대에 구분했던 것처럼 체형이 구분되는 경우는 더러 있지만, 보편적으로 현대인들의 체형과 그 당시의 체형은 뚜렷이 차이나는 것이 사실이다. 어깨가 넓고 큰 사람과 엉덩이가 큰 사람이 만나면 어깨도 넓고 크며 엉덩이도 큰 사람이 태어나며, 어깨가 넓고 엉덩이가 큰 사람이 배가 나온 사람과 만나면 어깨가 넓고 엉덩이가 크며 배가 나온 사람이 태어난다. 이러한 사람이 키가 큰 사람을 만나면 어깨가 넓고 배가 나오며 엉덩이가 크고 키가 큰 사람인, 균형 잡힌 사람이 태어나게 되는 것이다.

이러한 상황을 감안한다면, 달나라를 가는 시점에, 또한 체형이 균일하게 변해가는 시점에, 병명을 알고도 치료가 어려운 병들을 직접적인 치료가 아닌, 간접 치료를 위한 방법을 현재에 적용시킨다는 것은 한 번쯤 생각해 볼 만하다. 단지 그 시대에 수많은 인술의 해택을 받을 수 없었던 서민을 생각하며 어떻게 하면 도움을 줄 수 있을까 관찰하고 연구한 업적을 남기신 이제마 선생님의 위대한 정신을 길이길이 떠받들며 추앙해야 할 것으로 생각된다.

치료라는 것은 대중적인 방법을 논할 경우에는 진통·진정·소염·해열·소화·안정·수축시키지만, 장기의 변화를 유도해 원래의 병이 없는 상태로 돌아오게 하기 위해서는 뇌에서 본래의 모습을 인지할 수 있어야 한다. 그러므로 치료는 뇌에 정상적인 형상을 보내는 신호라고 생각한다. 우리의 육체는 뇌에 의해서 움직이고 생각하기도 하며, 더 먹기도 하고 안 먹기도 하는데, 이 모든 조절은 뇌에 의해 이루어진다. 건강할 때는 부족한 것을 찾지만, 병이 오면 필요로 하는 성분을 안 먹었기 때문에 싫어하는 줄 알고 안 먹으려 하게 되고, 많이 먹어서 문제가 된 성분은 더 찾게 해서 더 충혈시킴으로써 병을 키우므로 병이 되는 것이다. 뇌는 본인이 하는 그대로 따라서 행동하게 하는 반복성이 있다. 그러므로 뇌에 신호를 보내 부족한 것을 찾게 하고 넘치는 것을 줄이게 하는, 본래의 상태를 인지하게 하는 것이 치료라고 생각된다.

이상과 같이 미비하나마 기본적인 것을 몇 자 적었으니 많이 읽고 건강을 위해 조금이나마 도움이 되었으면 하는 마음 간절하다.

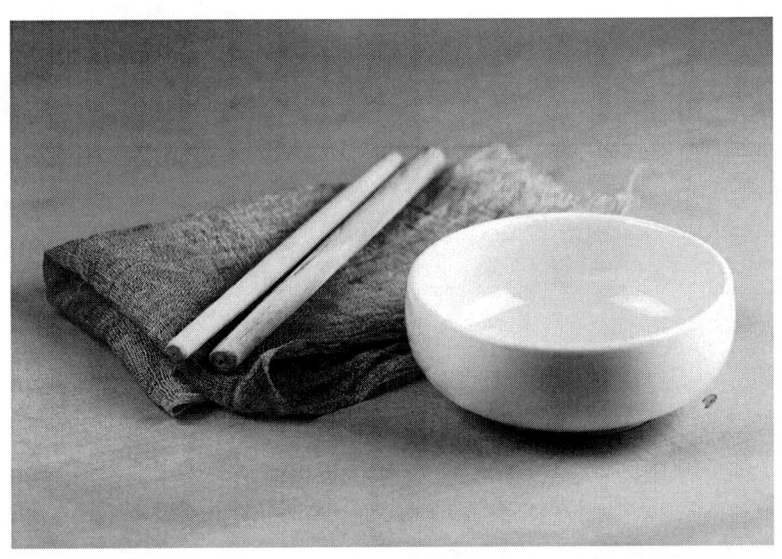

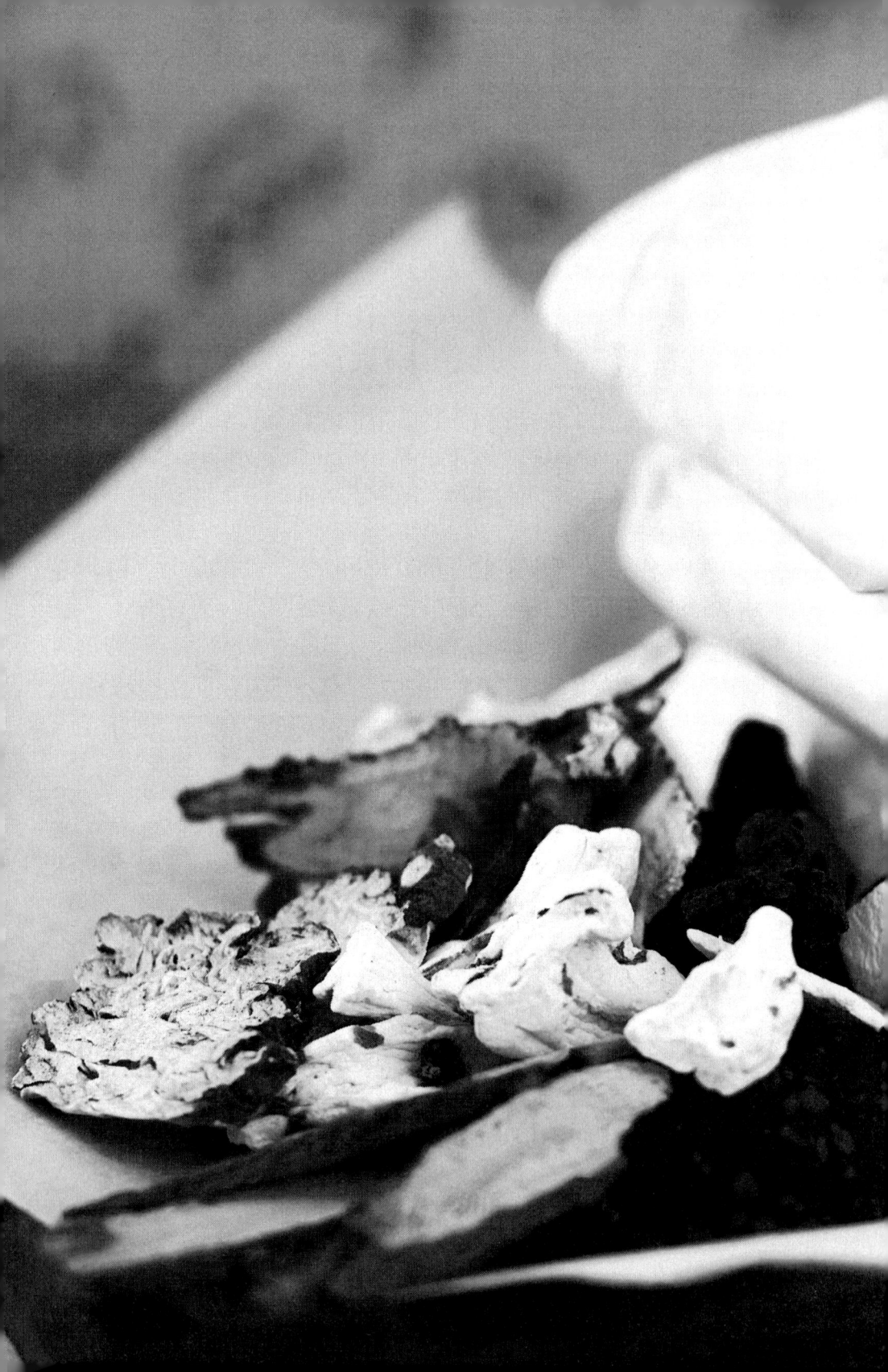

불치병의 치료의 예

사례1

이름: 김○○   성별:남성   나이: 42세   주소: 서울 동작구

병적: 연세대학교 신촌 세브란스 병원에서 좌측 다리를 대퇴부까지 절단할 위기에 있던 환자를 절단하지 않게 치료했던 예. 김 군이 군에 가는 친구를 위한 송별식에서 술을 마시고 귀가한 후 부모님 모르게 조용히 물 마시러 부엌으로 가던 중 사고가 발생했다. 그날따라 주방으로 들어가는 곳을 두꺼운 유리로 칸을 막아 놓았는데, 김 군은 미처 그 사실을 모르고 들어가다 유리를 들이받았고, 그 충격으로 유리가 깨지면서 두껍고 무거운 유리가 좌측 무릎 위 근

육을 찢어지게 해 피를 많이 흘리고 쓰러졌다.

　2층에서 자던 큰 매형이 이상한 소리에 내려와 보니 처남이 피를 많이 흘리고 쓰러져 있었다. 처남을 보고 놀란 매형은 정신을 차리고 방으로 뛰어올라가 넥타이를 가져와 상처 난 부위의 위를 넥타이로 묶어 지혈을 했다. 큰매형의 아버지는 인천에서 유명한 정형외과를 운영하고 있었기 때문에 어깨너머로 본 것이 있어 지혈할 줄 알았던 것이다. 큰 매형이 인천으로 아버지에게 전화를 해 이 사실을 알리고, 아버지의 후배를 소개받아 정형외과로 가기까지 시간이 많이 소모되었다. 넥타이로 지혈한 후 일정한 시간에 한 번씩 풀어 주고 다시 지혈하는 과정을 거치지 않고, 장시간 동안 한 번 지혈한 상태로 정형외과로 갔던 것이 원인 중의 하나였다. 병원에서도 사고 난 후 병원에 도착할 때까지의 과정을 한 번 물어 보고 지혈을 풀고, 그 후 출혈이 있는 혈관 먼저 지혈하고 시간을 두고 봉합 수술했으면 좋았을 텐데 그러지 못했다. 선배한테 소개받았고 더 잘하려는 마음에 급히 수술을 했다. 처음에는 수술이 잘된 것처럼 보였지만, 시간이 갈수록 환자가 열이 나고 몸 상태가 나빠졌다. 그렇지만 수술한 다리 때문이라고 생각도 못 했을 때 그 사이 수술한 다리의 깊은 곳에서 지혈이 덜 되어 부패되기 시작했다.

다리에 문제가 생긴 것을 알았을 때는 시간이 많이 흘렀고 다리도 많이 부어 있었다. 일부가 썩기 시작한 상태에서 연대 신촌 세브란스 병원으로 옮기게 되었으며, 연대 신촌에서는 부어 있는 다리를 살리기 위해 발목에서 대퇴부의 뼈 있는 부분까지 근육을 절개해 열어 주었다. 하지만 이미 다시 살리기에는 역부족인 상태까지 가서, 결국 절단해야 된다는 판단 하에 담당의사의 소견을 듣게 되었다. 다음날 아침 10시에 절단한다는 통보를 받고 비로소 본인에게 연락이 왔다.

처음에 본인도 어쩔 수 없다고 했으나 너무 강력히 부탁을 해 어쩔 수 없이 가서 확인하고 진맥을 해보게 되었다. 그런데 환자의 간이 너무 약한 상태라 간혈(肝血)이 다리로 흐르기 때문에 문제가 되었던 것인데, 다행히 미비하나마 아직 혈이 흐를 수 있는 상황이라 병원 측에다 절단하지 말고 치료해 보자고 말했다. 그러자 처음에는 절단하지 않으면 안 된다고 절대적이었으나 나중에 가족들의 적극적인 설득으로 일주일 동안 치료해 보라는 사인(sign)이 떨어져 치료를 했다. 4일째 되던 날 절개한 부분의 뼈 위 근육세포에서 빨간 새 살이 돋기 시작했다. 병원 측에서도 신기하다며 계속 치료해도 좋다는 연락을 주었고, 결국 절단하지 않고 정상으로 생활할 수 있게 되었다.

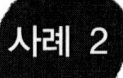

사례 2

(이름: 이○○   성별: 남성   나이: 68세   주소: 부산 금정구)

병적: 출근길에 버스에서 하차하다 바바리코트가 문에 끼여 넘어졌다. 넘어지면서 바퀴에 치었는데 버스가 후진하는 바람에 또 바퀴에 치어 가슴 갈비뼈 12쪽이 부러졌다. 심장은 피했으나 폐 및 다른 장기에도 갈비뼈가 박혀서 가슴에 피가 고이는 위험한 상태에 있었다. 부산에서 열두 곳의 뼈가 부러진 부분을 절개해 피를 고이지 않게 한 것이 전체이며 사경을 헤매고 있는 상황이었다.

가족의 적극적인 사정에 의해서 부산으로 출장을 가기로 했으나 꼭 치료한다는 것이 아니라 상황을 보고 설명하기로 하고 새벽 비행기를 타고 가보게 되었다. 도착해 보니 참담한 상태 그대로였다. 호흡할 때마다 절개한 부분에서는 피와 농이 같이 나오고 있었으며, 산소 호흡기를 착용하고 있는 상태였다. 진맥을 해본 결과 어려운 상황이었다. 혈이 하부로 흐르는 것보다 상부로 더 흐르기 때문에 뇌에 압이 차고 있었으며, 안압에 의해서 뇌에까지 부담을 주고 있는 것을 처리하지 않으면 식물인간이 되어 가다 죽음으로 가는 상태였다.

차마 말할 수 없었으나 어쩔 수 없이 환자의 가족에게

한 쪽 눈을 없애지 않으면 살리기가 어렵겠다고 했다. 그러자 아니나 다를까. 환자의 처가 심한 반응을 보였다. 어쩔 수 없이 서울로 돌아와 기분도 착잡해서 저녁에 약주 한 잔을 하고 잠을 청하는데 전화가 왔다. 시간을 보니 밤 12시 정각이었다.

왜 전화를 했느냐고 물으니 안과의사가 와서 진료한 후 눈을 즉시 빼지 않으면 안 된다고 해서 아침에 수술하기로 했으니 와서 도와 달라는 것이다. 나는 자신이 없으니 알아서 하라고 하자, 살려 달라고 애원을 했다. 어찌나 간절하던지 아까의 수모는 당연히 잊었지만, 다시 다짐을 받고 나서 수술 다음 날부터 이틀에 한 번씩 출장가기로 하고 치료를 시작하게 되었다. 부축을 하든 혼자서 걸어 화장실에 갈 수 있을 때부터는 서울로 올라와서 치료하라고 하자, 그렇게만 되면 원도 없다고 했다. 결국 3개월 만에 혼자서 걸을 수 있게 되었고, 서울에 올라와서 9개월간의 치료를 더 받고 나아 부산으로 내려갔다.

사례 3

이름: 이○○   성별: 남성   나이: 68세   주소: 서울 동작구

병적: 화장실에서 피를 토하고 의식을 잃고 쓰러진 환자를 급하게 앰뷸런스에 싣고 강남 S병원 응급실로 들어가 진료해 본 결과 위 파열에 의한 출혈이었던 것이다. 환자가 의식을 찾고 나서 수술해야 한다고 하자, 죽어도 수술을 안 하고 부인이 치료를 도왔던 성암 선생이 아니면 치료를 안 하겠다고 거부하는 바람에 어쩔 수 없어 진맥을 했다. 치료하면 되겠다고 판단해 치료해 보자고 승낙했다. 그 후 1개월 반의 치료 후 병원에 가서 검사를 받아 보았으나 파열된 곳이 정상으로 돌아왔다는 진단을 받았다. 가족들이 너무 고마워한 사례이다.

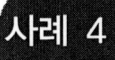

사례 4

이름: 장○○   나이: 63세   주소: 서울 성수동

병적: 쌍둥이로 태어났다. 한 아이는 정상이었으나 한 아이인 화평이가 심장에 구멍이 난 채 태어났다. 아기의 외할머니와 할아버지가 아기를 포대기에 똘똘 싸서 본인의 연구소로 데려왔다. 이미 없는 아이로 간주하고 왔으니, 선생께서 능력껏 살려 달라고 애원을 했다. 그 바람에 진맥을 했고, 결국 치료했으며, 1개월 후 병원에 가서 검사하니 정상의 모습으로 치료되었음을 확인하고 본인에게 고마움을 표했다.

병의 원인이 확인되면 치료가 되는 법이다. 자격증이란 그 분야에 지식이 있는 사람임을 확인시키기 위함이며, 꼭 기본적인 지식과 상식을 겸비하지 않은 자가 환자를 본다는 것은 잘못된 것이다. 불치병을 치료하는 자가 의자(醫者)이며 세상은 그러한 자를 원한다. 의술은 봉사에 기본이 있지 이익에 키를 두면 잘못된 것이요, 병의 원인을 찾고 치료하는 데 뒤처지며 본래의 인술과는 거리가 먼 것이다.

간단하게 우리가 병이 없이 살아가기 위해, 또는 병이 걸렸을지라도 어떻게 생활하면 도움이 되는지를 논했으니 도움이 되었으면 한다.